Dr. Heinrich Hippokrates

Max und Moritz als Patienten

Die Krankengeschichte in 7 Folgen,
dargestellt anhand der Originalkranken-
unterlagen von Max & Moritz, Witwe Bolte,
Meister Böck, Lehrer Lämpel, Onkel Fritz,
Meister Bäcker und Bauer Mecke –
zur Erbauung der Ärzteschaft und
ihrer Patienten

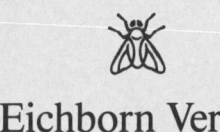

Eichborn Verlag

CIP-Titelaufnahme der Deutschen Bibliothek

Hippokrates, Heinrich:
Max und Moritz als Patienten : die Krankheitsgeschichte in
sieben Folgen / Heinrich Hippokrates. — Frankfurt am Main :
Eichborn, 1991
    ISBN 3-8218-2217-1

© Vito von Eichborn GmbH & Co. Verlag KG, Frankfurt am Main, Februar 1991.
Covergestaltung: Uwe Gruhle. Gesamtherstellung: Fuldaer Verlagsanstalt GmbH.
ISBN 3-8218-2217-1. Verlagsverzeichnis schickt gern: Eichborn Verlag,
Hanauer Landstraße 175, D-6000 Frankfurt am Main

INHALT

VORWORT

Mehr als 100 Jahre hat es gedauert, bevor die bisher streng der Schweigepflicht unterliegenden Krankengeschichten von Max und Moritz, Witwe Bolte, Meister Böck, Lehrer Lämpel, Onkel Fritz, Meister Bäcker und Bauer Mecke endlich einer breiten Öffentlichkeit bekannt gemacht werden können. Die Entscheidung zur Publikation ist nicht leicht gefallen.

Ist die ärztliche Schweigepflicht unantastbar?

Dürfen die bisher als verschollen geglaubten Krankenunterlagen auch Unbeteiligten zugänglich gemacht werden? Umfangreiche juristische Recherchen waren erforderlich, um die Rechtslage abzuklären und einen tragfähigen Kompromiß zwischen Patienten- und Öffentlichkeitsinteressen zu finden. Der Herausgeber hat die einschlägigen Fachveröffentlichungen zu Rate gezogen und keine Kosten gescheut, um ein Gutachten durch den bekannten Juristen Prof. Dr. jur. Dr. med. Dr. h. c. mult. H. Rechtsfrei anfertigen zu lassen. Hierin kommt der Gutachter zu der Einschätzung, daß das Interesse der Allgemeinheit, ein Jahrhundert nach der Veröffentlichung des Werkes von W. Busch, stärker als die sicher höchst schützenswürdigen Belange von Max und Moritz und den anderen Personen wiegen. Dem Eichborn Verlag ist es zu verdanken, daß dieses heikle Material nicht länger in den Archiven verstaubt, sondern endlich für die Forschung und jeden medizinisch interessierten Leser zur Verfügung steht. Der Entschluß zur Herausgabe und Kommentierung wurde möglich, nachdem die Erben den Nachlaß von Max und Moritz zur Verfügung gestellt hatten. Mehreren großen Verlagen war das Risiko der Veröffentlichung zu groß. Sie befürchteten, daß die Echtheit der Dokumente angezweifelt werden könnte. Der Schock der Hitler-Tagebücher, bei denen der *Stern* durch eine raffinierte Fälschung getäuscht wurde, sitzt zu tief, als daß große Nachrichtenmagazine und Illustrierten sich an diese brisanten Unterlagen gewagt hätten. Medizinische Verlage waren nicht in der Lage die hohen Kosten aufzubringen, die die Erben für die Abdruckrechte verlangten.

Bevor die oberste Verlagsleitung des Eichborn Verlags sich jedoch zur Publikation entschloß, wurden weitere Gutachten von der Abteilung »Dokumentensicherheit« beim Bundesministerium des Inneren eingeholt. Die Spezialisten, alles hochrangige Beamten, prüften sowohl die Materialien (Papier, Tinte) als auch die Schrift der aufzeichnenden Ärzte. Umfangreiche graphologische Vergleiche mit anderen eigenhändigen Aufzeichnungen ließen nur einen Schluß zu:

>*Die Texte mit den Krankengeschichten wurden zweifelsfrei von den behandelnden Ärzten eigenhändig verfaßt.*<[1]

Alles in allem konnten die Experten somit nur die Echtheit der Krankenblätter bestätigen.

Letzte Hindernisse wurden nach Beratung mit der Arbeitsgruppe »Patientenschutz« beim Bundesgesundheitsministerium ausgeräumt. Wir durften aus den umfangreichen Gutachten des Ministerialdirektors Professor Dr. med. Dr. phil. Ludwig Wilhelm die abschließenden Sätze zitieren:

>*. . . bestehen also nach gründlicher ministerieller Prüfung keine Bedenken gegen eine Publikation. Bereits der Biograph von Max und Moritz, Wilhelm Busch, hat die Intimsphäre der beiden Buben und der anderen Beteiligten, Witwe Bolte, Meister Böck, Lehrer Lämpel, Onkel Fritz, Meister Bäcker und Bauer Mecke durchbrochen und der Bevölkerung ihre Lebens- und Leidensgeschichte bekannt*

---

1 Zit. nach: Ausführliches wissenschaftliches Gutachten zur Frage der Echtheit der Krankenunterlagen von Max und Moritz, Witwe Bolte, Meister Böck, Lehrer Lämpel, Onkel Fritz, Meister Bäcker und Bauer Mecke, angefertigt von der Abteilung »Dokumentensicherheit« (»Dosi«) beim Bundesministerium des Inneren. Bonn, Januar 1991, S. 69-70.

gemacht. Mehr als einhundert Jahre nach ihrem Tod vermag die Behörde keine schutzwürdigen Interessen derjenigen Personen zu erkennen, die in die Weltliteratur eingegangen sind. Sie hält es hingegen für wünschenswert, daß die Biographien aus ihrer literarischen Verfremdung befreit werden. Die Taten von Max und Moritz und die Reaktionen ihrer kleinbürgerlichen Widersacher können nach eingehender Prüfung nicht als Übeltätereien und gerechte Strafen angesehen werden. Sie sind nur aus der Lebensgeschichte der Beteiligten, ihrer Persönlichkeitsstruktur und den sie formenden historischen und gesellschaftlichen Verhältnisse zu verstehen.«[2]

Soweit die Arbeitsgruppe »Patientenschutz«.

Uns erscheint es wichtig darauf hinzuweisen, daß die Wissenschaftler aus dem Bundesgesundheitsministerium in der Veröffentlichung der Krankengeschichten die Möglichkeit sahen, Max und Moritz zu rehabilitieren. Ohne die literarische Qualität des Autors der Geschichte, Wilhelm Busch, zu mindern, muß seine Darstellung nach heutiger Kenntnis als ausgesprochen einseitig beurteilt werden. Aussagen wie:

> *»Ja, zur Übeltäterei,*
> *Ja, dazu ist man bereit«*

deuten auf eine Mißachtung der sozialen Begleitumstände hin, die nur aus der idealisierenden Grundeinstellung Buschs und seines zeitgeschichtlichen Hintergrundes zu verstehen ist.

---

2 Prof. Dr. med. Dr. phil. Ludwig Wilhelm: Gutachten zur rechtlichen Zulässigkeit der Veröffentlichung von Patientendaten. Hier: Max und Moritz als Patienten, S. 27.
Im Schreiben an den Eichborn-Verlag vom 3.10.1990 erklärte sich das Bundesgesundheitsministerium mit dem Abdruck der zitierten Passage einverstanden. Das Ministerium weist jedoch ausdrücklich darauf hin, daß diese Unbedenklichkeitsbescheinigung nicht als Präzedenzfall anzusehen ist und die Brechung der Schweigepflicht weiterhin strafbar bleibt. Der Herausgeber dankt dem Bundesgesundheitsministerium für die Erlaubnis des stellenweisen Abdrucks.

Der Eichborn Verlag hat den Vorschlag des Bundesgesundheitsministeriums, die »Lausbuben« vom Makel der bösartigen Übeltäterei zu befreien und sie damit zu rehabilitieren, gerne aufgegriffen. Läßt sich unsere Zeit doch geradezu durch den Rehabilitationsgedanken charakterisieren. Die Rehabilitation steht heute in weiten Teilen der Medizin im Mittelpunkt. Aber auch außermedizinische Gebiete sind von der Nützlichkeit dieses Prinzips durchdrungen. Wurden noch vor Jahrzehnten die alten Nazis und Ewiggestrigen rehabilitiert, so kamen später Wirtschaftskriminelle und bedeutende Parteiführer, die als Steuerhinterzieher bekannt wurden, in den Genuß dieser neuen semi-medizinischen Spezialdisziplin. Noch für Jahre hinaus wird die große Gruppe der politischen Claqueure in den östlichen Bundesländern rehabilitiert. Nur Max und Moritz standen bisher abseits. Das darf nicht länger so bleiben. Die ganze Wahrheit kommt auf den nächsten Seiten ans Tageslicht.[3]

3 Da sich diese im eigentlichen Sinne fachmedizinische Veröffentlichung an ein breites Publikum wendet, wurde eine Transkription der medizinischen Texte in ein verständliches Deutsch vorgenommen. Die Eingriffe beschränkten sich jedoch auf das unumgängliche Maß, um die Diktion und Aussagekraft der Urschriften nicht stärker als unbedingt nötig zu beeinträchtigen. Aus Gründen der Präzision und sprachlichen Exaktheit hat das Lektorat sich nicht dazu entschließen können, alle medizinischen Fachausdrücke durch deutsche Begriffe zu ersetzen. Alle nicht allgemeingebräuchlichen Bezeichnungen werden in den Anmerkungen erklärt.

Zur Zeit bereitet der Eichborn Verlag eine *historisch kritische Gesamtausgabe* vor, deren Bearbeitung durch namhafte Fachgelehrte sich jedoch bis Ende 1996 hinziehen wird. Mit dieser Edition wird auch den Bedürfnissen der medizinhistorischen Spezialisten Rechnung getragen. Das Forschungprojekt wird vom Bundesministerium für Jugend, Familie und Gesundheit unter der Kennziffer 007/08/15 mit einem Betrag von vorerst 600.000.- DM gefördert.

Erstes Buch

Max und Moritz.

Eine Bubengeschichte in sieben Streichen.

Vorwort.

Ach, was muß man oft von bösen
Kindern hören oder lesen!
Wie zum Beispiel hier von diesen,

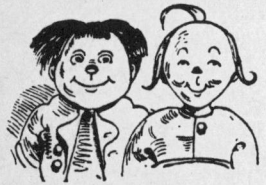

Welche Max und Moritz hießen.
Die, anstatt durch weise Lehren
Sich zum Guten zu bekehren,

Oftmals noch darüber lachten
Und sich heimlich lustig machten. —
— Ja, zur Übeltätigkeit,
Ja, dazu ist man bereit! —
— Menschen necken, Tiere quälen,
Äpfel, Birnen, Zwetschgen stehlen —
Das ist freilich angenehmer
Und dazu auch viel bequemer,
Als in Kirche oder Schule
Festzusitzen auf dem Stuhle. —
— Aber wehe, wehe, wehe!
Wenn ich auf das Ende sehe!! —
— Ach, das war ein schlimmes Ding,
Wie es Max und Moritz ging.
— Drum ist hier, was sie getrieben,
Abgemalt und aufgeschrieben.

VORGESCHICHTE UND SOZIALE ANAMNESE

Wilhelm Busch streift in seinem Vorwort die Anamnese und die Kindheitsentwicklung von Max und Moritz nur kurz. Aber bereits aus seinen wenigen Worten lassen sich die Grundstrukturen der Charaktere seiner literarischen Helden ableiten. Sie finden in der Geschichte ihres wirklichen Lebens und den überlieferten Krankengeschichten eine Bestätigung.

Aus den Zeichnungen Buschs läßt sich erkennen, daß die Jungen etwa zehn Jahre alt waren. Allerdings sind die Abbildungen von Max und Moritz nicht realistisch. Busch zeichnete sie mit runden gut genährten Gesichtern. In Wirklichkeit waren Jungen schmal und unterernährt. Ohne Eltern aufgewachsen streunten sie auf den Straßen ihrer Vaterstadt Hannover herum und versuchten, ihren Hunger bald mit dieser, bald mit jener kleinen Beute zu stillen. Sie waren geschickt. Hier fand eine Mohrrübe, dort eine Kartoffel den Weg in ihren Mund. Die Nüsse aus Nachbars Garten, eine Wurst oder ein Stück Fleisch wurden ebenso ihre Beute wie das frischgebackene Brot des Bäckers.

Max und Moritz waren mehrfach aus dem städtischen Waisenhaus ausgebrochen. In dieser Einrichtung versuchte man, sie an die Normen der Gesellschaft, an Arbeit, Fleiß, Bescheidenheit, Gottfürchtigkeit und ruhiges Sitzen zu gewöhnen.[4] Die harte Arbeit und der scharfe Kommandoton standen in deutlichem Gegensatz zu den Versuchen der Jungen, alle einengenden Normen abzuschütteln. Es reichte einfach nicht, daß gegenüber den entwurzelten und notleidenden Kindern nur die Anweisungen und moralischen Postulate

---

4 Karola Besslein: Das Hannoveraner Waisenhaus 1794-1910, Zufluchtsort und Züchtigungsstätte. Die Geschichte vom Aufstieg und Verfall einer kommunalen Einrichtung. Phil. Diss. Münster 1972. Vergleiche hier vor allem die sehr eindrückliche Schilderung des disziplinierenden Charakters des Waisenhauses, S. 73-76.

von »*Kirche oder Schule*« vermittelt wurden. Die Kinder hatten »*festzusitzen auf dem Stuhle*«. Die Eigenschaft der Ruhe, Besonnenheit und Konzentration besaßen Max und Moritz ebensowenig wie die Mehrheit ihrer Mitinsassen im Waisenhaus.[5]

Bereits im frühen 19. Jahrhundert hatten Ärzte immer wieder auf die Gesundheitsschädlichkeit des langen Sitzens hingewiesen. So schrieb der bekannte Hamburger Stadtarzt Josef Meier im Jahre 1812:

> »*Die Ursache für frühes Siechthum, Verkümmerung der Gestalt, Zermürbung des Geistes und einen frühen Tod ist das lange Sitzen in der Schule und im Erziehungsheim. Nur die freie Natur, das ungestörte Spiel und regelmäßiges Turnen können den Körper kräftigen und den Geist zur vollen Blüte entfalten.*«[6]

Durch das lange Sitzen wurden nicht nur körperliche Erkrankungen, wie Skoliosen (seitliche Wirbelsäulenverbiegung), abnorme Knochenweichheit (Rachitis) und die Neigung zu Infektionskrankheiten begünstigt, auch die Psyche litt unter diesem unnatürlichen Regiment.

Die neuere Forschung hat die motorische Unruhe, die für die Jungen kennzeichnend war, als hyperkinetisches Syndrom bezeichnet. Diese neurologische Fehlsteuerung ermöglichte ihnen jedoch überhaupt erst das Überleben unter den mehr als ungünstigen Verhältnissen.[7] Die Unruhe ließ sie immer wieder auf die Suche nach Nah-

---

5 Ebenda, S. 124. Es ist das Verdienst von Besslein als erste auf den kontraproduktiven Charakter des langen Stillsitzens hingewiesen zu haben. Leider waren ihr zum damaligen Zeitpunkt die Krankenunterlagen nicht zugänglich, so daß sie auf die Illustration ihrer richtigen Thesen durch die Schilderung von Max und Moritz verzichten mußte. Allen interessierten Lesern, die tiefer in die Geschichte des Hannoveraner Waisenhauses und die Lebensbedingungen eindringen möchten, sei die Lektüre der Dissertation empfohlen.

6 Joseph Maier: Über die schädlichen Wirkungen des langen Sitzens in der Schule und den sogenannten Besserungsanstalten. Antwort auf die Preisfrage: Wie können wir unserer Jugend Gesundheit und langes Leben bewahren. Hamburg 1812, S. 33.

7 Vgl. dazu: Prof. Dr. med. Dr. phil. Helmut Remschmidt: Das hyperkinetische Syndrom im Kindesalter, in: Deutsches Ärzteblatt 84, 1987, S. 1213-1216. Remschmidt verwandte zur Illustration den Zappelphilipp aus dem »Struwwelpeter« des Frankfurter Nervenarztes Heinrich Hoffmann. Die Parallelen zu Max und Moritz sind offensichtlich.

rung gehen. Sie erleichterte es ihnen, aus der Einrichtung auszubrechen, die mit Wahrscheinlichkeit einen noch früheren Tod bedeutet hätte.

Die Verhältnisse im Waisenhaus, in dem Max und Moritz aufwuchsen, wurden von dem Mediziner Georg Friedrich Stromeyer 1850 mit folgenden Worten beschrieben:

>*Unter welchen Umstaenden müssen diese bemitleidenswerthen Menschenkinder hier leben. Von den Eltern ausgesetzt oder vernachlässigt, fallen sie der Fürsorge der Stadt anheim. Sie stellt ihnen wenigstens Bett und Brod zur Verfügung. Aber in den Zimmern von dreissig und mehr Kindern herrscht Schmutz und Unrath. Das Essen ist nicht ausreichend. Es fehlt die Milch. Die Kinder werden immer und immer wieder von Diphterie[8], Magen-Darm-Krankheiten und Atrophie, Krämpfen und der Scrofulose[9] dahingerafft. Die Todesraten sind erschreckend.*

Jahreszahl	Gestorbene im ersten Lebensjahr in % im Findel- und Waisenhaus Hannover
1850 – 1859	30,5
1860 – 1869	36,7
1870 – 1879	39,4
1880 – 1889	35,2
1890 – 1899	27,6

Überstehen die Kinder tatsaechlich das erste Lebensjahr, so vegetieren sie in den naechsten Jahren wie ausgemergelt dahin. Auch in der folgenden Zeit sterben viele von ihnen.

---

8 Medizinischer Fachbegriff: Bakterielle Infektionskrankheit, die durch das Corynebacterium diphteriae hervorgerufen wird und durch eine Membranbildung auf Schleimhäuten gekennzeichnet ist. Früher häufig tödlich verlaufend.

9 Historische Krankheitsbezeichnung für eine Haut- und Lymphknotenerkrankung, die in Zusammenhang mit der Tuberkulose steht. Der Begriff ist heute nicht mehr gebräuchlich.

Nur die Kraeftigsten schaffen es, das Jugendalter zu errei-
chen und spaeter eine Arbeit anzunehmen. Der Charakter
dieser Kinder unterscheidet sich deutlich von den zuhause
erzogenen: Sie sind nur auf ihren eigenen Vortheil aus und
sie respektieren nicht das private Eigenthum ihrer Mitmen-
schen. Sie versuchen bei jeder Möglichkeit zu entlaufen.

Entlaufene Kinder pro Jahr in% der Gesamtzahl der Insassen	
1870–1880	∅ 23 v.H.

Aber was passiert mit diesen Kindern wenn sie erwachsen
sind? Wir wissen es nicht, sie versinken im sumpfigen
Untergrund der Staedte, um sich später günstigenfalls in
das große Heer der Proletarierer einzureihen. Viele vegeti-
ren mit ihrer geschwächten Gesundheit bis an das fruehe
Ende ihrer Tage. Andere finden den Weg in die Criminali-
taet und nehmen ein unruehmliches Ende.« [10]

Soweit der bekannte Chirurg Stromeyer der uns mit seinen Beschrei-
bungen ermöglichte, die biographischen Rahmenbedingungen der
Entwicklung von Max und Moritz zu berücksichtigen. Im Gegensatz zu den literarischen Figuren muß der Ausruf

> *»Ja, zur Übeltätigkeit, ja, dazu ist man bereit«*

als bewußtes Ignorieren der sozialen Mißstände angesehen werden.
Gerade diese Abqualifizierung als »böse und unangepaßt« machte
es den kleinbürgerlichen Lesern möglich, sich von den Unterschich-
ten abzugrenzen und vor ihren großen gesundheitlichen Problemen
die Augen zu verschließen.

---

10 Georg Friedrich Stromeyer: Bericht über das Findel- und Waisenhaus der Stadt Hannover
1850 bis 1889. Hannover 1890. Trotz umfangreicher Recherchen gelang es dem Herausgeber nicht, die Biographie von Max und Moritz, den in diesem Werk dargebotenen Einzel-
daten zuzuordnen. Möglicherweise wird jedoch die wissenschaftliche Bearbeitung des
Nachlasses von Stromeyer weitere diesbezügliche Einzelheiten ans Tageslicht bringen.

Angesichts der Widersprüche und des Elends nutzte auch der gute Ratschlag nichts, »*durch weise Lehren, sich zum Guten zu bekehren*«. Schon der Begründer der naturwissenschaftlichen Medizin in Deutschland, Rudolf Virchow, schrieb in seiner berühmten Schrift »Die Not im Spessart«:

> »*Bildung, Wohlstand und Freiheit sind die einzigen Garantien für die dauerhafte Gesundheit eines Volkes.*«[11]

Bereits im Vorwort verwies Wilhelm Busch auf das Ende der beiden Jungen und benutzte den unrühmlichen und gewaltsamen Tod als belehrende Maßregelung. Wie wenig von der Vorgeschichte dieses moralisierenden Endes stimmt, werden Ihnen die folgenden Seiten zeigen.

---

11 Rudolf Virchow: Die Not im Spessart. Aus den Verhandlungen der physikalisch-medizinischen Gesellschaft in Würzburg. Band III, 1852. Reprint Darmstadt 1968, S. 56.

Erster Streich.

Mancher gibt sich viele Müh'
Mit dem lieben Federvieh;
Einesteils der Eier wegen,
Welche diese Vögel legen,
Zweitens: Weil man dann und wann
Einen Braten essen kann;
Drittens aber nimmt man auch
Ihre Federn zum Gebrauch
In die Kissen und die Pfühle,
Denn man liegt nicht gerne kühle. —

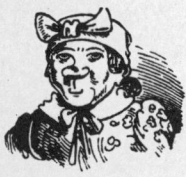

Seht, da ist die Witwe Bolte,
Die das auch nicht gerne wollte.

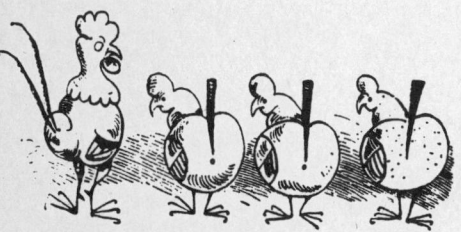

Ihrer Hühner waren drei
Und ein stolzer Hahn dabei. —
Max und Moritz dachten nun:
Was ist hier jetzt wohl zu tun? —
— Ganz geschwinde, eins, zwei, drei
Schneiden sie sich Brot entzwei,
In vier Teile, jedes Stück
Wie ein kleiner Finger dick.
Diese binden sie an Fäden,
Übers Kreuz ein Stück an jeden,

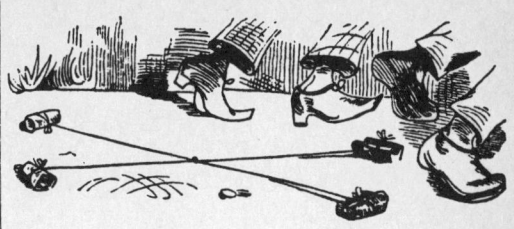

Und verlegen sie genau
In den Hof der guten Frau. —

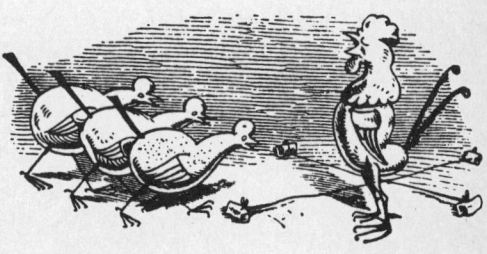

Kaum hat dies der Hahn gesehen,
Fängt er auch schon an zu krähen:
Kikeriki! Kikikerikih!!
Tak, tak, tak! — da kommen sie.

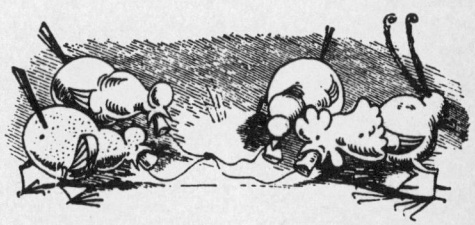

Hahn und Hühner schlucken munter
Jedes ein Stück Brot hinunter;

17

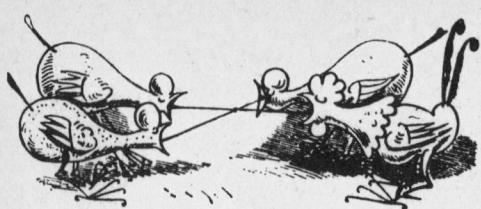

Aber als sie sich besinnen,
Konnte keines recht von hinnen.

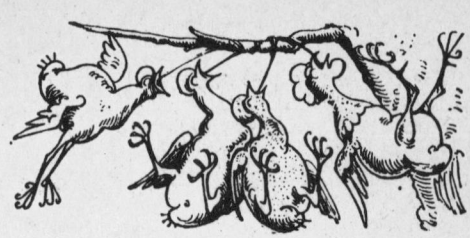

Ach, sie bleiben an dem langen,
Dürren Ast des Baumes hangen. —
— Und ihr Hals wird lang und länger,
Ihr Gesang wird bang und bänger.

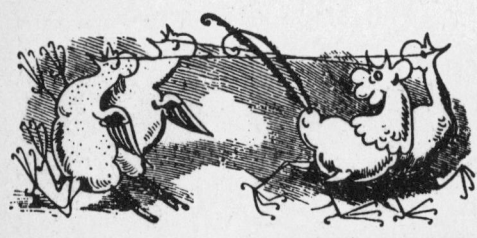

In die Kreuz und in die Quer
Reißen sie sich hin und her,

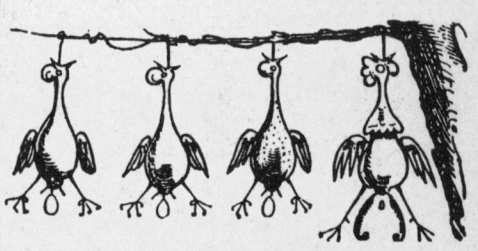

Jedes legt noch schnell ein Ei,
Und dann kommt der Tod herbei. —

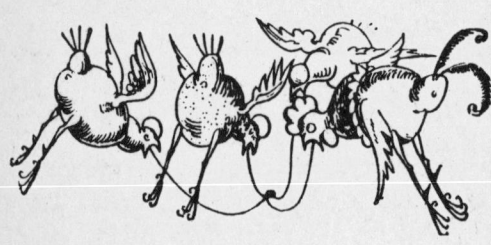

Flattern auf und in die Höh',
Ach herje, herjemineh!

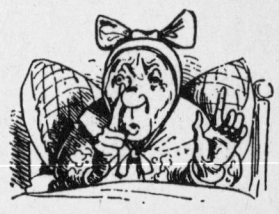

Witwe Bolte in der Kammer
Hört im Bette diesen Jammer:

18

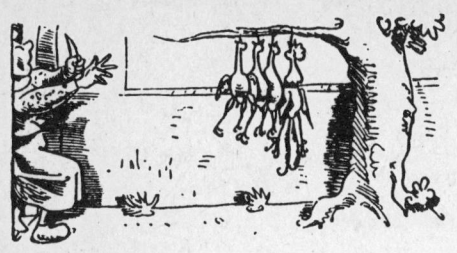

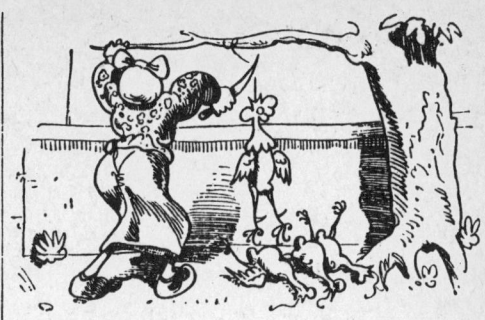

Ahnungsvoll tritt sie heraus,
Ach, was war das für ein Graus!

Tiefbetrübt und sorgenschwer
Kriegt sie jetzt das Messer her,
Nimmt die Toten von den Strängen,
Daß sie so nicht länger hängen,

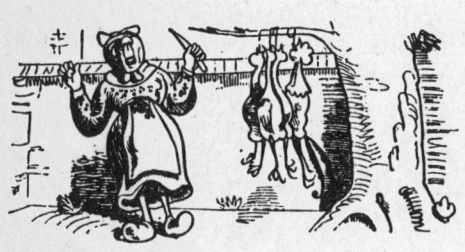

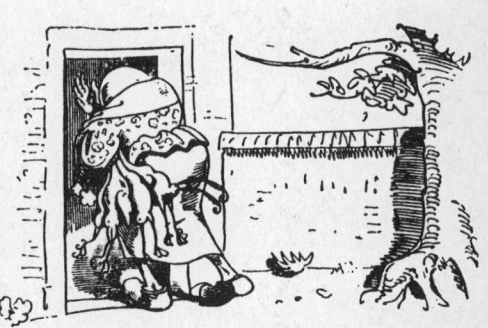

„Fließet aus dem Aug', ihr Tränen!
All mein Hoffen, all mein Sehnen,
Meines Lebens schönster Traum
Hängt an diesem Apfelbaum!"

Und mit stummem Trauerblick
Kehrt sie in ihr Haus zurück.

Dieses war der erste Streich,
Doch der zweite folgt sogleich.

1. STREICH
WITWE BOLTE:
SCHICKSALSSCHLAG UND DEPRESSION

Auch der Nachlaß von Frau Wilhelmine Bolte ist durch glückliche Umstände erhalten geblieben. Frau Bolte war zu dem Zeitpunkt, als Wilhelm Busch die Geschichte verfaßte, eine 50jährige durchaus vitale Frau. Im Alter von 35 Jahren war ihr der Ehemann gestorben. Um die Reaktion von Frau Bolte zu verstehen, muß die Vorgeschichte und vor allem der Tod ihres Mannes etwas genauer betrachtet werden:

Gustav Bolte war mit seinem Fuhrwerk unterwegs, stürzte vom Kutschbock herab und brach sich den Oberarm. Für den medizinisch vorgebildeten Leser sei hinzugefügt, daß es sich um eine drittgradig offene Humerusfraktur handelte. Der Chirurg reponierte (richtete) und versorgte den Bruch fachgerecht. Nachdem sich Bolte am ersten Tag nach der Verletzung in einem guten Allgemeinzustand befand, verschlechterte sich seine Situation zunehmend. Direkt nach dem Sturz wurde bereits festgestellt, daß er sich eine Radialisparese[12] zugezogen hatte und die Hand nicht mehr anheben konnte. Seine starken Schmerzen wurden mit Tinktura opii behandelt. In der Nacht vom zweiten auf den dritten Tag nach dem Unfall schwoll der Arm stark an. Bei dem am folgenden Morgen durchgeführten Verbandswechsel zeigte sich eine hochgradige Rötung des gesamten Oberarmes. Bolte fieberte stark, die Temperaturen erreichten 41,5°C, er wurde somnolent und verlor das Bewußtsein. Die Ärzte diagnostizierten ein Erysipel mit beginnender Septikämie.[13] Am folgenden

---

12 Medizinischer Fachbegriff: Lähmung der handhebenden Muskulatur durch eine Verletzung (Quetschung, Durchtrennung) des Speichennervs. Gefürchtete Komplikation nach Oberarmbrüchen.

13 Medizinischer Fachbegriff: Bakterielle Infektion, die vorzugsweise nach Verletzungen auftritt. Zum damaligen Zeitpunkt waren die Erreger – Streptokokken – noch unbekannt. Ein spezifisch wirksames Medikament, ein Antibiotikum, gab es noch nicht. Viele Wundinfektionen verliefen tödlich.

Tag unternahmen die Chirurgen noch einen letzten verzweifelten Versuch, das Leben des Verletzten zu retten: Sie exartikulierten[14] den Arm im Schultergelenk. Bei diesem Eingriff verlor Gustav Bolte eine große Menge Blut, ohne daß man damals über die technischen Möglichkeiten der Transfusion oder Infusion verfügt hätte. Da auch die Antibiotika fehlten, konnte man gegen die nun bereits hämatogen[15], auf andere Knochen übergegriffene Osteomyelitis[16] nichts mehr tun. Der Exitus letalis[17] trat am vierten Tag nach dem Bruch ein.

Frau Bolte wurde durch den Tod ihres Mannes aus dem gewohnten Lebensrhythmus gerissen. Sie hatte zuvor in seinem Fuhrgeschäft geholfen und war eine aufgeschlossene und lebensfrohe Frau gewesen, immer zu Scherzen aufgelegt und keineswegs ein Kind von Traurigkeit. Sie hatte mit Freude getanzt, war ein gern gesehener Gast auf der Kirmes und ging einem Flirt mit ihrem Nachbarn nicht aus dem Weg. Früher hatte sie alle Hausarbeiten an ihre zwei Bediensteten delegiert und vorwiegend die schönen Seiten des Lebens genossen. Nun verfiel sie in eine tiefe reaktive Depression[18], die über mehrere Monate anhielt und erst durch eine intensive Behandlung des bekannten Nervenarztes Professor Theodor Krämer gebessert werden konnte. Die damalige Diagnose lautete: Reaktiv traumatische Neurose.

Der Nervenarzt empfahl ihr, das Leben neu zu gestalten. Sie selbst sollte die Arbeiten in Haus und Hof übernehmen. Der Psychiater hoffte, daß ihr das Zusammensein mit Haustieren neuen Lebensmut geben würde. Was lag näher als die Anschaffung von Hühnern und

---

14 Medizinischer Fachbegriff: Exartikulation ist die Absetzung einer Extremität in einem Gelenk, hier die Amputation des Armes im Schultergelenk, um den Infektionsherd zu beseitigen. Da die Streptokokken jedoch bereits über den Blutweg in andere Körperteile verschleppt worden waren, konnte mit der Operation nicht der gewünschte Erfolg erzielt werden.

15 Medizinischer Fachbegriff: Auf dem Blutweg verschleppt.

16 Medizinischer Fachbegriff: Knocheninfektion, Knocheneiterung.

17 Medizinischer Fachbegriff: Tod.

18 Reaktive Depression: Ausgeprägte Trauerreaktion auf ein eingreifendes Lebensereignis, hier: Verlust des Partners, die durch Mutlosigkeit, Passivität und Resignation gekennzeichnet ist.

einem Hahn, der die immer noch zur Depression neigende Witwe bereits morgens wecken sollte. Hahn und Hühner waren als Anstoß für eine neue aktive Lebensführung gedacht. Die Hühner sorgten für das frische Ei, sie selbst mußte allmorgentlich den Weg zum Stall antreten und den Tag mit körperlicher Bewegung beginnen.

Das tragische Schicksal der Witwe erklärt den tief gekränkten Gesichtsausdruck von Frau Bolte. Der Streich von Max und Moritz traf sie in ihrem Innersten.

Die Hühner und der Hahn fraßen die zusammengeknoteten Brotbrocken, die bis in die Mägen gelangten. Die Schnüre lösten einen Würgereflex aus, mit dem die Hühner sich von dem Fremdkörper zu entledigen versuchten. Allerdings waren die Brocken zu groß, als daß sie reflektorisch hätten ausgestoßen werden können. Sie blockierten die Atmung, es kam zu einer Hypoxie[19], die sich durch das gewaltsame Flügelschlagen und Hochfliegen innnerhalb weniger Sekunden zu einer Anoxie[20] ausbildete. Ihr Tod war die natürliche und voraussehbare Folge.

Der Tod der Tiere war ein schwerer Schock für Witwe Bolte. Busch hat ihren Gemütszustand eindrucksvoll und treffend illustriert. Der psychiatrisch tätige Arzt kann die seelische Veränderung, die in den Abbildungen dargestellt ist, aufgrund eigener Erfahrungen nur bestätigen. Vergleichen wir die Bilder, so erkennen wir Frau Bolte 20 Jahre vorgealtert. Ihre mühsam aufgebaute Lebensperspektive brach zusammen. Die Ängste, die beim Tod des Mannes aufgetreten — und durch die Beschäftigung mit den Tieren verdrängt worden waren, kehrten in unverminderter Stärke zurück. Die Regression in eine erneute tiefe Depression war vorgezeichnet. In ihrem eingeschränkten Lebensraum war mit dem Gedanken an ihre Hühner, deren Pflege und Betreuung, auch die Perspektive eines erfüllten Lebens verbunden. Der flüchtige Leser mag die Darstellung der Reaktion von Frau Bolte durch Busch übertrieben finden.

---

19 Medizinischer Fachbegriff: Zu geringe Sauerstoffsättigung im Blut. Dieser Zustand führt zur Luftnot.
20 Medizinischer Fachbegriff: Weiterer Abfall der Sauerstoffsättigung des Blutes. Die Anoxie bewirkt eine Erstickung.

Das Wissen um die Hintergründe erschließt die lebensgeschichtliche Bedeutung: Der Tod der Hühner belastete sie so stark, daß dieses Ereignis als erneutes »life-event« eine lebensgeschichtliche Bedeutung bekam. Nun läßt sich der von Busch festgehaltene Ausruf als adäquate Reaktion auf die verstellte Lebensperspektive deuten:

> »*All mein Hoffen, all mein Sehnen,*
> *meines Lebens schönster Traum,*
> *hängt an diesem Apfelbaum.*«

Wider Erwarten war die Depression nicht von langer Dauer, auch fehlte der sonst oft vorhandene Stupor.[21] Die Witwe nutzte die entlastende Wirkung der Trauer, um ein Stück eigener Aktivität zurückzugewinnen:

> »*Fließet aus dem Aug' ihr Tränen!*«.

Allerdings wies der »*stumme Trauerblick*« darauf hin, daß Frau Bolte trotz der beginnenden pyschischen Bewältigung schwer von dem Tod der Tiere betroffen wurde.

---

21 Medizinischer Fachbegriff: Ausgeprägte Passivität, mit Beeinträchtigung aller positiven Lebensäußerungen.

Zweiter Streich.

Als die gute Witwe Bolte
Sich von ihrem Schmerz erholte,
Dachte sie so hin und her,
Daß es wohl das beste wär',
Die Verstorb'nen, die hienieden
Schon so frühe abgeschieden,
Ganz im stillen und in Ehren
Gut gebraten zu verzehren. —
— Freilich war die Trauer groß,
Als sie nun so nackt und bloß
Abgerupft am Herde lagen,
Sie, die einst in schönen Tagen
Bald im Hofe, bald im Garten
Lebensfroh im Sande scharrten. —

Durch den Schornstein mit Vergnügen
Sehen sie die Hühner liegen,
Die schon ohne Kopf und Gurgeln
Lieblich in der Pfanne schmurgeln.

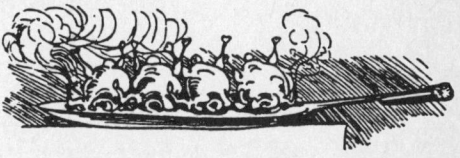

Eben geht mit einem Teller
Witwe Bolte in den Keller,

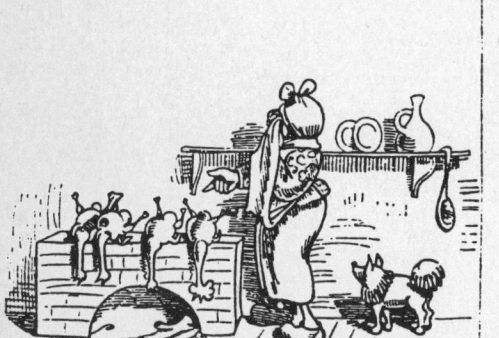

Ach, Frau Bolte weint aufs neu,
Und der Spitz steht auch dabei.
Max und Moritz rochen dieses;
„Schnell aufs Dach gekrochen!" hieß es.

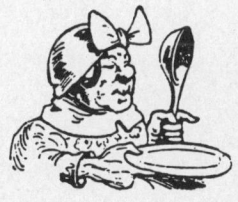

Daß sie von dem Sauerkohle
Eine Portion sich hole,

Wofür sie besonders schwärmt,
Wenn er wieder aufgewärmt. —
— Unterdessen auf dem Dache
Ist man tätig bei der Sache.
Max hat schon mit Vorbedacht
Eine Angel mitgebracht.

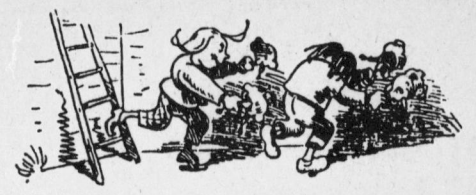

Aber schon sind sie ganz munter
Fort und von dem Dach herunter.
Na! Das wird Spektakel geben,
Denn Frau Bolte kommt soeben;
Angewurzelt stand sie da,
Als sie nach der Pfanne sah.

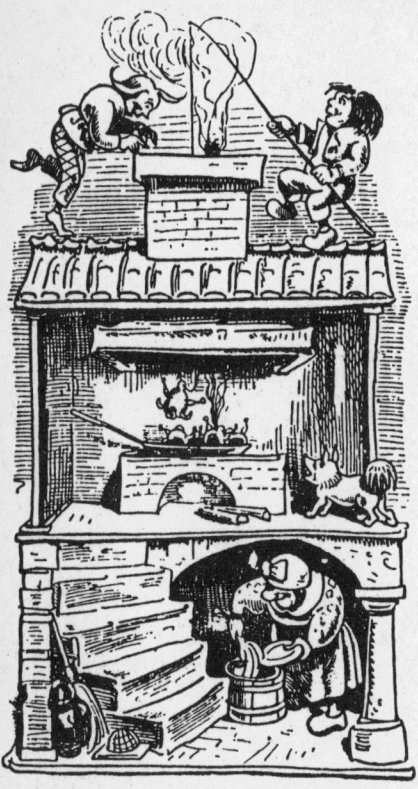

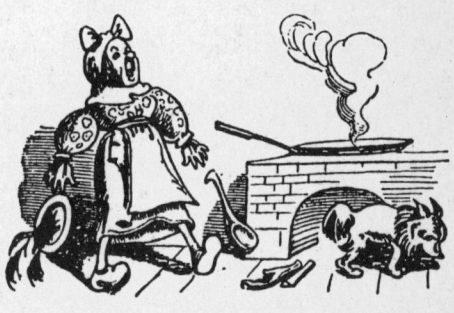

Alle Hühner waren fort,
„Spitz!" — Das war ihr erstes Wort.

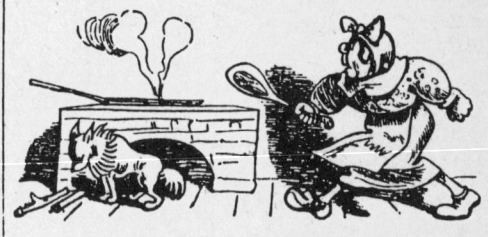

Schnupdiwup! da wird nach oben
Schon ein Huhn heraufgehoben;
Schnupdiwup! Jetzt Num'ro zwei;
Schnupdiwup! Jetzt Num'ro drei;
Und jetzt kommt noch Num'ro vier:
Schnupdiwup! Dich haben wir!
Zwar der Spitz sah es genau
Und er bellt: Rawau! Rawau!

„Oh, du Spitz, du Ungetüm!
Aber wart! ich komme ihm!"

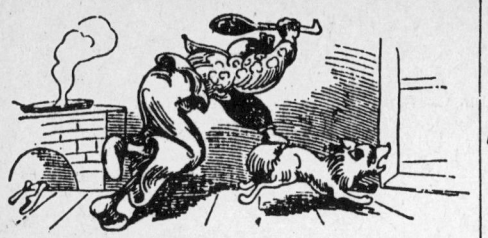 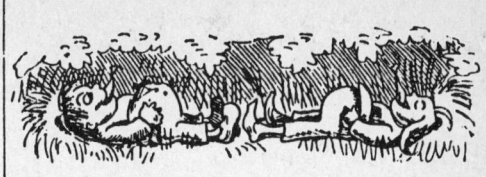

Mit dem Löffel groß und schwer
Geht es über Spitzen her;
Laut ertönt sein Wehgeschrei,
Denn er fühlt sich schuldenfrei.

Max und Moritz im Verstecke
Schnarchen aber an der Hecke.
Und vom ganzen Hühnerschmaus
Guckt nur noch ein Bein heraus.

Dieses war der zweite Streich,
Doch der dritte folgt sogleich.

2. STREICH
FRAU BOLTE ERHOLT SICH:
DIE PSYCHISCHE VERARBEITUNG DES OBJEKTVERLUSTES

Die Aufzeichnung des Professors Theodor Krämer zeigen, daß die Patientin Wilhelmine Bolte ungeachtet der psychisch ungünstigen Ausgangssituation relativ leicht über den Verlust der vier Hühner hinwegkam. Vielleicht muß der von ihr an den Tag gelegte Aktionismus auch als unbewußte Verdrängungsreaktion gedeutet werden. Gleichwie ihr Handeln psychodynamisch interpretiert wird, die Aussicht auf ein üppiges Mahl glättete binnen einiger Stunden die Falten und trocknete die Tränen. Allerdings blieb die Voralterung unzweifelhaft sichtbar bestehen. So wie der Ausweg aus der krisenhaften Situation nach dem Tod des Mannes die Arbeit in Haus und Hof war, so konzentrierte sie sich nun auf die Zubereitung der vier Hühner.

Daß gutes Essen die Trauerarbeit erleichtert, ist eine allgemein bekannte Erfahrung: Nicht ohne Grund löst der Leichenschmaus nach einer Beerdigung die erzwungene Spannung und hilft den Trauergästen über den ersten Schmerz hinweg.

Witwe Bolte beabsichtigte, die Hühner mit Kohl zuzubereiten und die so früh Gestorbenen

>>*ganz im Stillen und in Ehren gut gebraten zu verzehren*<<.

Diese aktive Trauerarbeit war ihr jedoch nicht vergönnt, und als sie bereits in der Vorfreude auf das gute Mahl aus dem Keller kam und neben der leeren Pfanne ihren Hund Spitz sah, drängte sich nur eine Vermutung auf: Der Hund mußte sich über den Braten hergemacht haben.

Von besonderem Interesse für jeden Nervenarzt ist die Reaktion von Wilhelmine Bolte. Die Reste der Depression verschwanden und es kam zu einer regelrechten Konversion[22] in eine ungezügelte Aggression. Der Leidtragende war der Hund. Für Frau B. war das Ergebnis ihrer aktiven Auseinandersetzung aus psychodynamischer Sicht durchaus positiv. Sie vermied mit ihrer Aggression einen erneuten Rückfall in die reaktive Depression, die sie nach dem mehrmaligen Verlust ihrer Liebesobjekte dem Suizid[23] nähergebracht hätte. Der Herausgeber fand in den Krankenunterlagen des Nervenarztes eine charakteristische Aufzeichnung, die etwa eine Woche nach dem Vorfall verfaßt worden war und einen guten Einblick in das seelische Befinden der Witwe gibt. Der Nervenarzt schrieb:

> »*Frau B. kam ganz ruhig in meine Praxis, sie wirkte aufgeweckt und aktiv. Alles Depressive war von ihr gewichen, sie haderte nicht mit ihrem Schicksal und vermuthete, daß ihr die Hühner aus der Küche gestohlen worden seien. Als ich ihr den Vorschlag machen wollte, sich neue Hühner anzuschaffen, berichtete sie, daß sie sich bereits sechs Junghühner und einen Hahn gekauft hätte und dieser bereits prächtig krähe. Als ich sah, wie gut Frau B. diesen Objektverlust verarbeitet hatte, verzichtete ich auf eine weitere Psychotherapie.*«

Der zweite Streich beweist eindeutig, daß Max und Moritz nicht aus reiner Boshaftigkeit handelten. Wir haben bereits in der Beschreibung des Waisenhauses durch Stromeyer gelesen, daß nur diejenigen Kinder überlebten, die in der Lage waren, sich ohne fremde Hilfe durch das Leben zu schlagen und sich mit Hilfe kleinerer Diebstähle ausreichend Nahrung verschaffen konnten. Hierzu gehörten auch Max und Moritz. Wie aus den Krankenpapieren des Waisenhauses hervorgeht, wogen Max vor seiner Entlassung gerade 31 kg und

---

22 Umkehrung
23 Selbsttötung

Moritz 29,5 kg. Beide waren bei einer Größe von ca. 1,40 m sehr schmächtig. Ohne eine geregelte Versorgung waren sie auf das »Organisieren« ihrer Lebensmittel angewiesen.

Max und Moritz hatten sich tagelang von Abfällen, trockenem Brot und zusammengebettelten Lebensmitteln ernährt. Nun sahen sie über dem Haus der Witwe Bolte eine kleine Rauchwolke aufsteigen, die von einem herrlichen Bratenduft begleitet wurde. Sie stiegen auf das Dach und angelten mit einem Bindfaden, an den ein Drahthaken gebunden war, ein Hähnchen nach dem anderen aus der Pfanne. Wilhelm Busch hat den schelmischen Blick in dem Moment festgehalten, als Max und Moritz die Gelegenheit erkannten, zu einem Festschmaus zu kommen. Allerdings hat der Zeichner abermals die Körperfülle der beiden Jungen stark übertrieben, um seine Leser nicht durch den Anblick der abgezehrten Gestalten zu schockieren.

Die Jungen stürzten sich ohne abzuwarten auf den Braten und aßen jeder zwei Hühnchen. Wiederum machte Busch von seiner zeichnerischen Freiheit Gebrauch und idealisierte das Ende dieses Streiches. Er ließ die Jungen in einen tiefen Schlaf fallen und je ein Bein aus ihren Mündern schauen.

Den Aufzeichnungen des praktischen Arztes Gustav Maier aus Hannover ist zu entnehmen, daß er zwei unterernährte Jungen notfallmäßig behandeln mußte, die an einer »Colik« litten, mehrfach erbrachen und aufs äußerste geschwächt seiner medizinischen Hilfe bedurften.[24] Die sensorischen Fasern der Mägen von Max und Moritz wurden derart stark gereizt, daß sich die glatte Muskulatur heftig zusammenzog und das prächtige Mahl wieder auf dem umgekehrten Weg ans Tageslicht befördert wurde. Interessanterweise ähnelt die ausführliche Darstellung des praktischen Arztes bis in alle Einzelheiten dem erst in der Gegenwart beschriebenenen Krank-

---

24 Gustav Maier: Unveröffentlichte Krankenjournale, 7. Band, 3. Heft, S. 7. Hier verzeichnet Maier zwei Patienten, die mit M. und M. abkürzt sind. Mit an Sicherheit grenzender Wahrscheinlichkeit sind hiermit Max und Moritz gemeint.

heitsbild der Bulimie[25]. Noch für Tage litten sie unter heftigen Leibschmerzen und Krämpfen ihrer nun leeren Mägen.

---

25 Medizinischer Fachbegriff: Ernährungsstörung, bei der der Kranke große Mengen ißt, diese aber kurz danach unverdaut wieder erbricht. Im Gegensatz zu Max und Moritz liegt bei der Bulimie jedoch eine pychogene Ursache vor, während bei Max und Moritz die mechanische Überreizung der Magennerven ausschlaggebend war.

Dritter Streich.

Jedermann im Dorfe kannte
Einen, der sich Böck benannte.

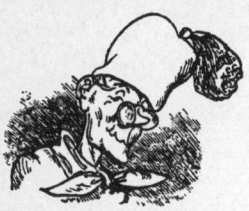

Alltagsröcke, Sonntagsröcke,
Lange Hosen, spitze Fräcke,
Westen mit bequemen Taschen,
Warme Mäntel und Gamaschen —
Alle diese Kleidungssachen
Wußte Schneider Böck zu machen. —
Oder wäre was zu flicken,
Abzuschneiden, anzustücken,
Oder gar ein Knopf der Hose
Abgerissen oder lose —
Wie und wo und wann es sei,
Hinten, vorne, einerlei —
Alles macht der Meister Böck,
Denn das ist sein Lebenszweck. —
D'rum so hat in der Gemeinde
Jedermann ihn gern zum Freunde. —
— Aber Max und Moritz dachten,
Wie sie ihn verdrießlich machten.

Nämlich vor des Meisters Hause
Floß ein Wasser mit Gebrause.

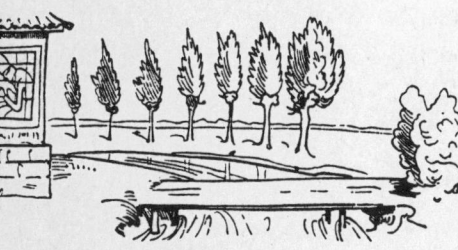

Übers Wasser führt ein Steg
Und darüber geht der Weg.

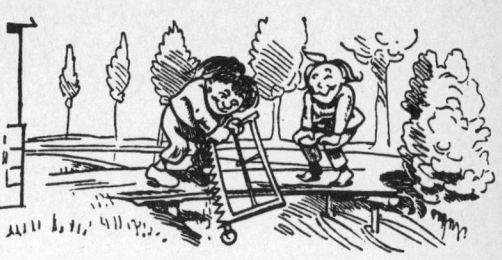

Max und Moritz, gar nicht träge,
Sägen heimlich mit der Säge,
Ritzeratze! voller Tücke,
In die Brücke eine Lücke.

Als nun diese Tat vorbei,
Hört man plötzlich ein Geschrei:

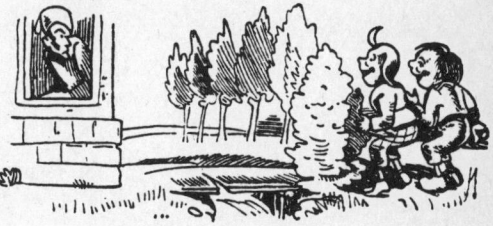

„He, heraus! du Ziegen-Böck!
Schneider, Schneider, meck, meck, meck!" —
— Alles konnte Böck ertragen,
Ohne nur ein Wort zu sagen;
Aber, wenn er dies erfuhr,
Ging's ihm wider die Natur.

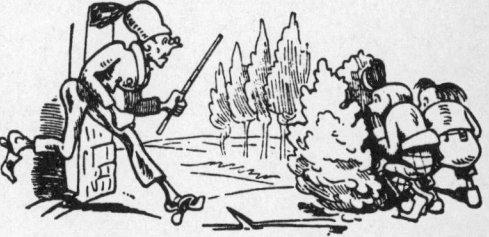

Schnelle springt er mit der Elle
Über seines Hauses Schwelle,

Denn schon wieder ihm zum Schreck
Tönt ein lautes: „Meck, meck, meck!"

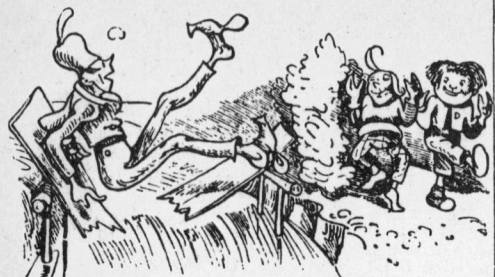

Und schon ist er auf der Brücke,
Kracks! Die Brücke bricht in Stücke;

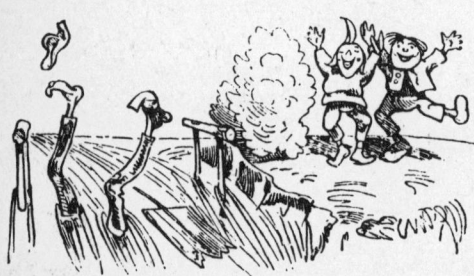

Wieder tönt es: „Meck, meck, meck!"
Plumps! Da ist der Schneider weg!

Grad als dieses vorgekommen,
Kommt ein Gänsepaar geschwommen,

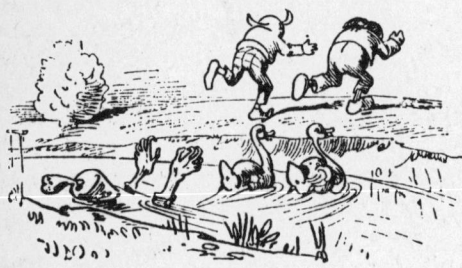

Welches Böck in Todeshast
Krampfhaft bei den Beinen faßt.

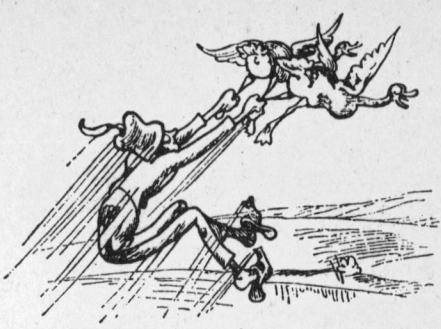

Beide Gänse in der Hand,
Flattert er auf trocknes Land.

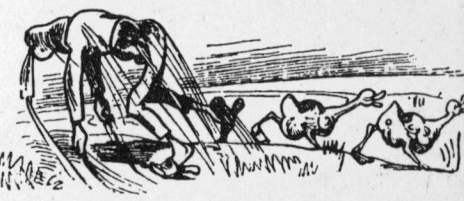

Übrigens bei alle dem
Ist so etwas nicht bequem!

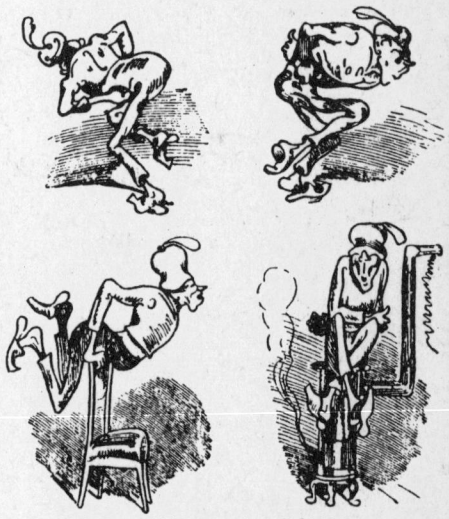

Wie denn Böck von der Geschichte
Auch das Magendrücken kriegte.

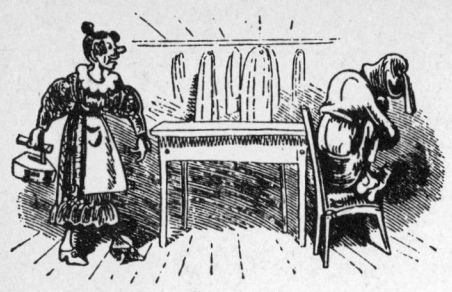 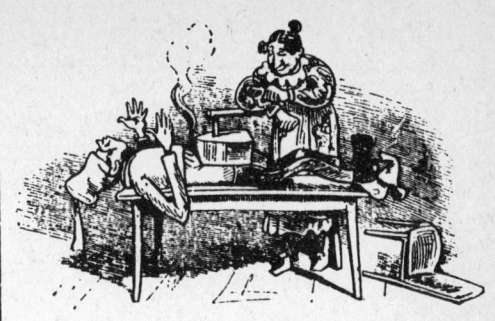

Doch ist hier Frau Böck zu preisen!
Denn ein heißes Bügeleisen,
Auf den kalten Leib gebracht,

Hat es wieder gut gemacht.
— Bald im Dorf hinauf, hinunter,
Hieß es, Böck ist wieder munter.

Dieses war der dritte Streich,
Doch der vierte folgt sogleich.

3. Streich
Unfallopfer Meister Böck
Ein folgenschweres Missverständnis

Johannes Böck war 45 Jahre alt, ein hagerer, engbrüstiger Mann, der bereits in früher Jugend eine Tuberkulose durchgemacht hatte und zeitweise von asthmatischen Anfällen gequält wurde. Infolge der dauernden Arbeit im Schneidersitz und der vorgeneigten Position hatte er sich einen deutlichen Rundrücken zugezogen. Er litt unter chronischen Rückenschmerzen, die immer wieder von seiner Frau behandelt wurden. Sie rieb ihn mit überwärmenden Essenzen ein, legte Wärmflaschen auf und massierte die überlasteten Rückenmuskeln. Sie konnte seine Beschwerden wenigstens soweit lindern, daß er die Arbeit am nächsten Tag wieder aufnehmen konnte. Böck, der den ganzen Tag in seiner Schneiderei verbrachte, war auch ansonsten kein besonders gesunder Mann, man konnte ihn eher als gebrechlich und hinfällig bezeichnen. Er war im allgemeinen so still und schweigsam, daß ihn manche Menschen für abweisend und desinteressiert hielten und ein Nervenarzt sogar von einer geistig abgewandten Persönlichkeit sprach. Dieses Urteil traf nur auf einen Teil seines Charakters zu. Er konnte in bestimmten Situationen die Ruhe und seine Nerven verlieren. Solange er im Gleichgewicht zwischen Arbeit, treusorgender Frau und dem Rauschen des Flusses war, blieb er unauffällig. In Wirklichkeit versteckte sich hinter seinem desinteressierten Verhalten eine Borderline-Persönlichkeit[26], in der sich ein hohes Maß an Aggressivität aufgestaut hatte. In manchen Situationen bedurfte es nur eines Funkens, um die Aggression mit voller Vehemenz zum Ausbruch zu bringen.

Ein letzter geringfügiger Anlaß für diesen ungehemmten Gefühls-

---

26 Medizinischer Fachbegriff: Psychiatrische Störung, die durch eine zeitweise Störung der äußerlich intakten Persönlichkeit gekennzeichnet ist.

ausbruch waren die beiden Jungen. Max und Moritz neckten ihn aus einer typischen praepubertären Selbstüberschätzung. Sie konnten die Grenze zwischen Spaß und Ernst nicht erkennen und hatten ihren Streich nicht bis zur letzten Konsequenz durchdacht. Busch kleidete diese Vorkommnisse, die mehr über das Befinden des psychisch sehr labilen Böck als das Verhalten der Jungen aussagen, in eine Geschichte, in der die »Übeltätereien« ganz im Vordergrund standen. Vielleicht wollte er auch Johannes Böck keinen Anlaß zu einer Klage gegen sein Buch geben. Die allzu klare Charakterisierung von Böcks Gesundheitszustand wäre in Hannover sicher alsbald bekannt geworden und hätte zu einem geschäftlichen Verlust des Schneiders führen können.

Angeblich hatten Max und Moritz die Brücke angesägt. Das war jedoch nicht der Fall, denn wie aus den Akten des damaligen Kreis-Physicus Dr. med. Johannes Hillmann, der auch für die psychiatrische Versorgung des Ortes verantwortlich war, hervorging, rutschte Böck nur aus. Die Kinder hatten ihn lediglich geneckt:

> »He heraus, Du Ziegenböck«

Allein schon diese kleine, an sich kaum nennenswerte Provokation bewirkte einen Kontrollverlust und die Freisetzung einer ausgeprägten Aggression. Böck verließ sofort das Haus, rannte über die feuchte Holzbrücke und schlug dabei mit dem Steißbein auf den Planken auf. Diese waren rutschig, so daß er ungebremst in den Bach hineinschlitterte. Bei seiner recht angegriffenen Gesundheit konnte das nur negative Folgen haben. Der Physicus hielt folgenden Untersuchungsbefund fest:

> »Hämatome[27] im Bereich des Gesäßes und beider Schulterblätter, kleine Platzwunde am Hinterhaupt. Schürfung über beiden Ellenbogengelenken. Der Patient war nach

---

27 Medizinischer Fachbegriff: Blutergüsse.

dem Herausziehen aus dem Wasser völlig apathisch, nicht ansprechbar. Katatoner Zustand.«[28]

Der Physicus hatte Angst vor einer Pneumonie oder einem erneuten Auftreten der Tuberkulose, die bei dem abwehrgeschwächten Böck durchaus von einer länger anhaltenden Unterkühlung hätte begünstigt werden können. Aus dieser Befürchtung läßt sich sein Vorschlag verstehen, ihn möglichst rasch wieder aufzuwärmen. Der Physicus hoffte damit gleichzeitig die Katatonie zu durchbrechen und den abgefallenen Blutdruck auf ein normales Maß anzuheben.

Leider mußte er feststellen, daß die Ehefrau ihn gründlich mißverstanden hatte.

Böck litt während der folgenden Tage, wie Busch es ausdrückte, *»an Magendrücken«*, einem grippalen Virusinfekt, der sich hauptsächlich durch Fieber und abdominelle Beschwerden[29] äußerte. Seine Frau nahm anstatt der Wärmflasche das Bügeleisen und brachte es auf den Leib. Allerdings nicht mit dem gewünschten Erfolg. Die Geschichte ist von Wilhelm Busch geschönt. Der Physicus notierte zwei Tage später:

> *»Consultation bei Schneider Böck: Zweith- bis teilweise drittgradige Verbrennungen im Bereich des Abdomens, insbesondere in den unteren zwei Quadranten, hälftig auch im rechten und linken oberen Quadranten. Deutliche Blasenbildung, kleinere necrotische Herde. Blasen eröffnet, Verband angelegt.«*[30]

In den folgenden drei Wochen mußte sich Böck einem täglichen Verbandwechsel unterziehen. Während die Magen-Darm-Grippe längst

---

28 Eingeschränkter Bewußtseinzustand, völlige, psychisch bedingte Bewegungs- und Antriebslosigkeit. Bestandteil verschiedener psychiatrischer Erkrankungen.

29 Medizinischer Fachbegriff: Unterleibsbeschwerden.

30 Physikatsberichte von Johannes Heimann, Bericht Nr. 87, 2. Teil, S. 23. Die Berichte finden sich im Heimatmuseum des Wohnortes von Heimann, in Klein-Eickel bei Hannover. Dem Oberarchivrat Günter Patina sei recht herzlich für die großzügige Erlaubnis zur Benutzung des Nachlasses von Heimann gedankt.

überwunden war, mühte sich der Arzt immer noch um die sachgerechte Behandlung der Brandwunden, die insgesamt sechs Wochen bis zum Abheilen benötigten. Ein Andenken behielt Böck: Die Verbrennungen hatten eine große Narbenplatte entstehen lassen, die fast den gesamten Ober- und Unterbauch einnahm.

Die schlechten Erfahrungen, die Böck bei der Verfolgungsjagd gemacht hatte, bestimmten auch sein weiteres Verhalten. Neckenden Jungen sprang er nicht mehr hinterher. Obwohl ihn diese Neckereien mächtig wurmten, war die Erinnerung an den Schmerz stärker als der Ärger über die Kinder.

Vierter Streich.

Also lautet ein Beschluß:
Daß der Mensch was lernen muß. —
Nicht allein das A-B-C
Bringt den Menschen in die Höh';
Nicht allein im Schreiben, Lesen
Übt sich ein vernünftig Wesen;
Nicht allein in Rechnungssachen
Soll der Mensch sich Mühe machen;
Sondern auch der Weisheit Lehren
Muß man mit Vergnügen hören.

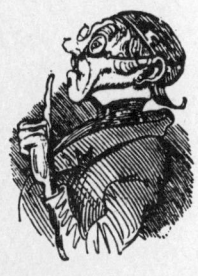

Daß dies mit Verstand geschah,
War Herr Lehrer Lämpel da. —
— Max und Moritz diese beiden,
Mochten ihn darum nicht leiden;
Denn wer böse Streiche macht,
Gibt nicht auf den Lehrer acht.
Nun war dieser brave Lehrer
Von dem Tobak ein Verehrer,
Was man ohne alle Frage
Nach des Tages Müh und Plage
Einem guten, alten Mann
Auch von Herzen gönnen kann. —
— Max und Moritz, unverdrossen,
Sinnen aber schon auf Possen,
Ob vermittelst seiner Pfeifen
Dieser Mann nicht anzugreifen. —
— Einstens, als es Sonntag wieder
Und Herr Lämpel brav und bieder

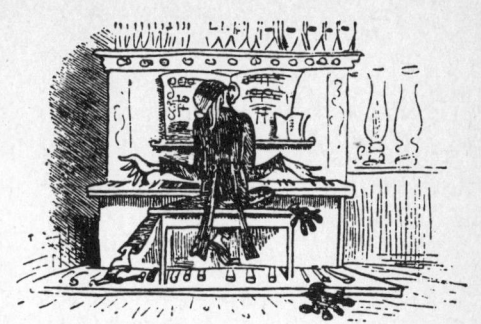

In der Kirche mit Gefühle
Saß vor seinem Orgelspiele,
Schlichen sich die bösen Buben
In sein Haus und seine Stuben,
Wo die Meerschaumpfeife stand;
Max hält sie in seiner Hand;

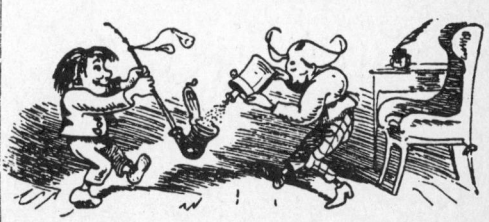

Aber Moritz aus der Tasche
Zieht die Flintenpulverflasche,
Und geschwinde, stopf, stopf, stopf!
Pulver in den Pfeifenkopf.
Jetzt nur still und schnell nach Haus,
Denn schon ist die Kirche aus. —

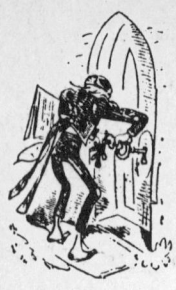

Eben schließt in sanfter Ruh'
Lämpel seine Kirche zu;

Und mit Buch und Notenheften,
Nach besorgten Amtsgeschäften,

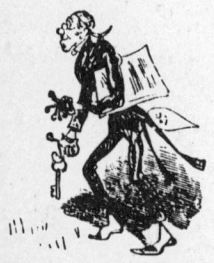

Lenkt er freudig seine Schritte
Zu der heimatlichen Hütte,

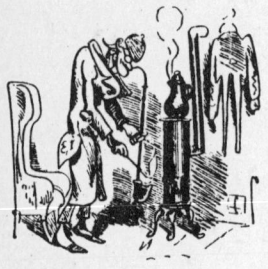

Und voll Dankbarkeit sodann,
Zündet er sein Pfeifchen an.

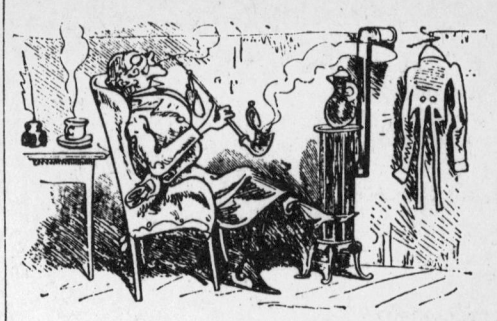

„Ach!" — spricht er — „die größte Freud'
Ist doch die Zufriedenheit!"

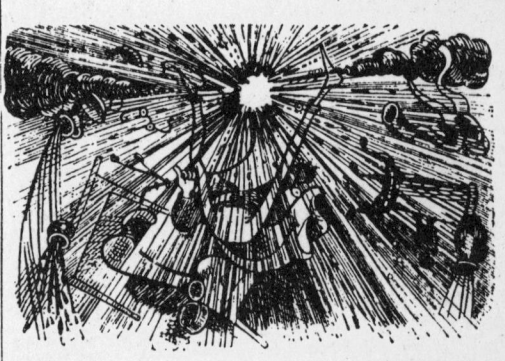

Rums! Da geht die Pfeife los
Mit Getöse, schrecklich groß.
Kaffeetopf und Wasserglas,
Tabaksdose, Tintenfaß,
Ofen, Tisch und Sorgensitz —
Alles fliegt in Pulverblitz.

42

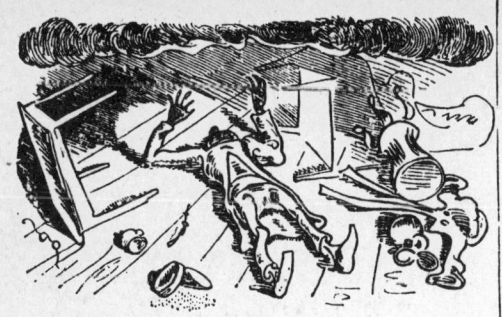
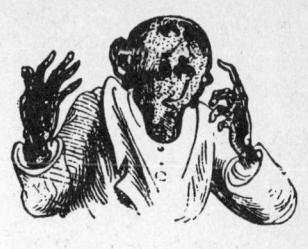

Als der Dampf sich nun erhob,
Sieht man Lämpel, der gottlob!
Lebend auf dem Rücken liegt;
Doch er hat was abgekriegt.

Nase, Hand, Gesicht und Ohren
Sind so schwarz als wie die Mohren,
Und des Haares letzter Schopf
Ist verbrannt bis auf den Kopf.

Wer soll nun die Kinder lehren
Und die Wissenschaft vermehren?
Wer soll nun für Lämpel leiten
Seine Amtestätigkeiten?
Woraus soll der Lehrer rauchen,
Wenn die Pfeife nicht zu brauchen?

Mit der Zeit wird alles heil,
Nur die Pfeife hat ihr Teil.

Dieses war der vierte Streich,
Doch der fünfte folgt sogleich.

4. STREICH
DEM TOD NUR KNAPP ENTRONNEN:
DAS SCHICKSAL DES SCHULMANNES
HEINRICH LÄMPEL

Es wurde bereits weiter oben auf die Bedingungen hingewiesen, unter denen Max und Moritz im Kinderheim in Hannover aufwuchsen. Insbesondere das Kinder-Betreuer-Verhältnis war völlig ungenügend. Auf 40 Kinder kam eine einzige Schwester. Von einer Erziehung zu solidarischem- oder einem Verhalten, das auf den Prinzipien der Nächstenliebe basierte, konnte hier keine Rede sein. Ein rüder Ton herrschte vor. Die Anweisungen sollten die Kinder disziplinieren. Bereits hundert Jahre zuvor hatte Jean-Jaques Rousseau mit seinem aufklärerischen Erziehungsroman »Emile« das Konzept einer Erziehung zur Selbständigkeit entwickelt[31] und Reformpädagogen wie Johann Heinrich Pestalozzi hatten die Pädagogik auf eine hohe Stufe gehoben. Max und Moritz mußten auf derartige Lebenshilfen verzichten. Ihre Sozialisation war schlichtweg ungenügend, sie wuchsen unter Verhältnissen auf, denen es nicht nur an der Vermittlung ausreichenden Wissens, sondern auch an emotionaler Wärme und einer Anleitung zu verantwortungsbewußtem Handeln fehlte. Der Pfarrer und der Lehrer stellten Max und Moritz der »braven« Jugend als Negativbeispiel gegenüber. Während die »normale« Jugend bereit war, in der Kirche und Schule »festzusitzen auf dem Stuhle«, richtete sich das Mißfallen von Max und Moritz vor allem gegen den Vertreter der Erwachsenen.

Der Lehrer Heinrich Lämpel war ein korrekter und introvertierter Schulmann, der seinen Schülern nichts schenkte und selbst nur manchmal bei einer Pfeife Tabak Entspannung suchte. Sein Leben

---

31 Jean-Jaques Rousseau: Emil oder Über die Erziehung. 7. Auflage, Paderborn, München 1985.

gehörte Schule, Kirche und Staat, eine Vorstellung, die Max und Moritz, die nur stellvertretend für viele Kinder aus entwurzelnden Familien standen, ein Dorn im Auge sein mußte. Wenn für Busch Rechnen und Schreiben die Grundlage für die menschliche Höherentwicklung bildeten, so hatten die Jungen dafür nur Verachtung übrig.

Aus diesem Gegensatz zwischen kleinbürgerlicher Welt und urwüchsigem Anarchismus ist die Tragödie des Schulmannes zu verstehen, der weder für diesen Widerspruch verantwortlich war, noch ihn lösen konnte. Lämpel ahnte nichts von den tieferen Ursachen des Verhaltens der entwurzelten Kinder. Er wurde Opfer einer Zeit, in der nicht die Integration der Schwachen in dörflichen oder kleinstädtischen Gemeinschaften Ziel der Gemeindepolitik war, sondern eine Differenzierung zwischen Starken und Schwachen vorherrschte.

Busch verschwieg die dokumentierte Episode, nach der Meister Lämpel Max und Moritz als abschreckendes Beispiel im Konfirmantenunterricht nannte, um die teilnehmenden Kindern ein für alle Mal auf die Folgen mangelhaften Gehorsams hinzuweisen. Max und Moritz hörten davon, sie rächten sich, indem sie in einem unbeobachteten Moment in Lämpels Haus schlichen und Flintenpulver, das sie dem Jäger entwendet hatten, in die Pfeife schütteten. Sie stopften Tabak zur Tarnung darüber und wohnten dem nun kommenden Schauspiel in sicherer Entfernung – außerhalb des Hauses – bei.

Als Lämpel tief befriedigt über den zur Neige gehenden Tag nach Hause kam und sich die Pfeife anzündete, geschah das Unglück. Gerade in dem Moment, als er seinen Leitspruch:

»Die größte Freud ist doch die Zufriedenheit«

für sich selbst memorierte, explodierte die mit Schießpulver gestopfte Pfeife. Lämpel wurde schwer verletzt und blieb zwei Stunden bewußtlos liegen. Der hinzugerufene Chirurg Stromeyer notierte in seinem Befund:

»Verbrennungen zweiten und dritten Grades im Bereich des Gesichtes, der Haare, der Ohren und beider Hände. Zum Glück sind die drittgradigen Verbrennungen nur klein. Es lassen sich weißliche Necrosen erkennen, auf denen sich schwärzliche Pulvereinsprengungen befinden. Nach zwei Stunden kam der Patient langsam zu sich, blieb jedoch noch im Laufe des ganzen Abends deutlich somnolent, um in einen tiefen Schlaf zu fallen, der bis zum nächsten Morgen andauerte. Erst jetzt bemerkte der Lehrer die ganze Schwere der Verletzung. Da seine Schmerzen nicht mehr durch den ersten Schreck gedämpft wurden, mußte eine mehrfache Verabreichung von Tinctura opii erfolgen.« [32]

Auch in den nächsten vier Wochen finden wir regelmäßige Eintragungen in dem Behandlungsbuch von Stromeyer. Er führte den täglichen Verbandwechsel selbst durch, salbte, schmierte und notierte die kleinste positive Veränderung in seinen Aufzeichnungen. Nach etwa sechs Wochen waren die Wunden verheilt, aber Lämpel behielt drei Narbenkeloide[33] zurück, die ihn für immer an die Explosion erinnerten.

Zum Glück ging der Zustand der bildungsmäßigen Anarchie, den Busch so lebhaft beklagte –

»Wer soll nun die Kinder lehren und die Wissenschaft vermehren?«

– nach der Genesung Lämpels zu Ende.

Trotz intensiver Forschung konnte nicht geklärt werden, ob die kaum noch als Streich zu bezeichnende Körperverletzung des Lehrer Lämpel durch Max und Moritz ursächlich von einer pathologischen Persönlichkeitsveränderung der beiden Jungen ausging, oder ob die

---

32 Aufzeichnungen des Chirurgen Stromeyer, Tagebuch, 7. Band, S. 33. Das Tagebuch befindet sich in der Bibliothek der Chirurgischen Klinik des Städtischen Krankenhauses in Hannover. Nekrose: Medizinischer Fachbegriff: Abgestorbenes Gewebe.
33 Medizinischer Fachbegriff: Aufgeworfene und verplumpte Narben

soziale Komponente, die sich in ihrer Entwurzelung und mangelhaften Sozialisation niederschlug, ausschlaggebend war. Bei allem Verständnis für die sozialen Situation von Max und Moritz muß auf die tiefgreifende Analyse des Juristen Jörg-Michael Günther verwiesen werden, der den Streich als einen

> *»versuchten Mord in Tateinheit mit versuchter schwerer Brandstiftung, vollendeter gefährlicher Körperverletzung, Herbeiführung einer Sprengstoffexplosion, Verstoß gegen das Sprengstoffgesetz, Sachbeschädigung und Hausfriedensbruch«* qualifizierte[34].

Allerdings unterstellt Günther einen Vorsatz, der sich nach genauerer Kenntnis der historischen Quellen nicht aufrecht erhalten läßt. Es ist ungerechtfertigt, einen geplanten Tötungsversuch anzunehmen. Ausgangspunkt war eine in den Konsequenzen unüberlegte Rachehandlung, mit der dem Lehrer »ein Denkzettel« verpaßt werden sollte. Aus jugendpsychiatrischer Sicht wäre eine sozio- und psychotherapeutische Behandlung anstatt einer Bestrafung angezeigt gewesen (Prinzip der sozialen Rehabilitation). Damit hätte sich am ehesten eine langfristige erzieherische Wirkung erzielen lassen.

Hinzuweisen ist noch auf die Kostenfrage der medizinischen Behandlung und die gänzlich unterschiedliche rechtliche Situation, in der sich das Opfer Lämpel befand. Der Lehrer mußte den Wundarzt selbst bezahlen, obwohl die Stadt Hannover wegen mangelnder Aufsichtspflicht gegenüber den Jungen zahlungspflichtig gewesen wäre. Lämpel ging ohne ein Schmerzensgeld aus, heute erhielte er, gemäß dem Opferentschädigungsgesetz, einen materiellen Ausgleich für seine Verletzung.[35]

---

34 Jörg-Michael Günther: Der Fall Max und Moritz, Frankfurt 1988, S. 66.
35 Arnold Erlenkämper: Sozialrecht, Leitfaden für die Praxis, Köln 1988, S. 566 – 568.

Fünfter Streich.

Wer im Dorfe oder Stadt
Einen Onkel wohnen hat,
Der sei höflich und bescheiden,
Denn das mag der Onkel leiden. —
— Morgens sagt man: „Guten Morgen!
Haben Sie was zu besorgen?"
Bringt ihm, was er haben muß:
Zeitung, Pfeife, Fidibus. —
Oder soll' es wo im Rücken
Drücken, beißen oder zwicken,
Gleich ist man mit Freudigkeit
Dienstbeflissen und bereit. —
Oder sei's nach einer Prise,
Daß der Onkel heftig niese,
Ruft man: „Prosit!" allsogleich,
„Danke, wohl bekomm' es Euch!" —
Oder kommt er spät nach Haus,
Zieht man ihm die Stiefel aus,
Holt Pantoffel, Schlafrock, Mütze,
Daß er nicht im Kalten sitze. —
Kurz, man ist darauf bedacht,
Was dem Onkel Freude macht. —
— Max und Moriz ihrerseits
Fanden darin keinen Reiz. —
— Denkt euch nur, welch schlechten Witz
Machten sie mit Onkel Friz!

Jeder weiß, was so ein Mai-
Käfer für ein Vogel sei.

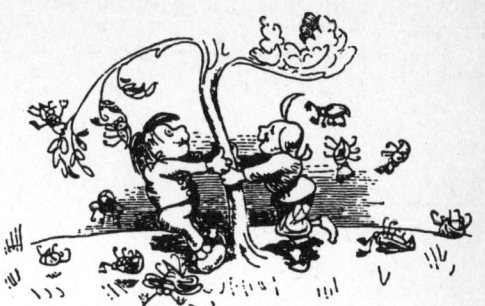

Max und Moriz, immer munter,
Schütteln sie vom Baum herunter.

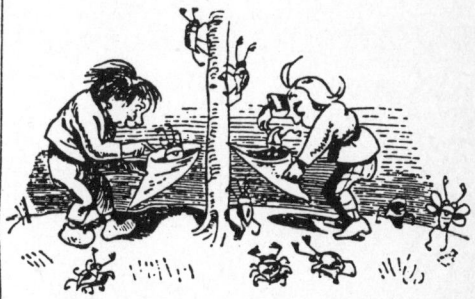

In die Düte von Papiere
Sperren sie die Krabbeltiere.

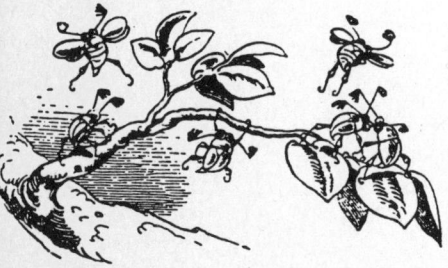

In den Bäumen hin und her
Fliegt und kriecht und krabbelt er.

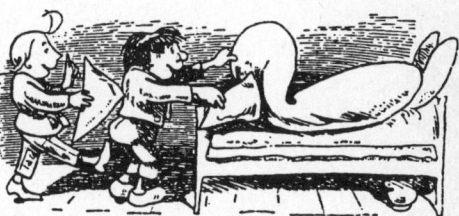

Fort damit und in die Ecke
Unter Onkel Frizens Decke!

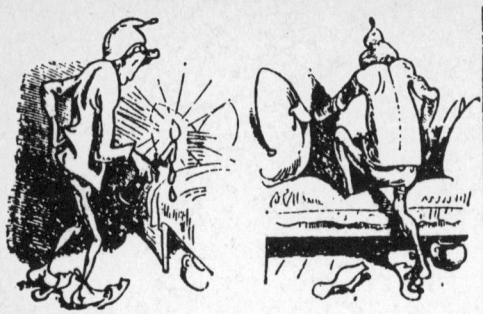

Bald zu Bett geht Onkel Fritze
In der spitzen Zippelmütze;

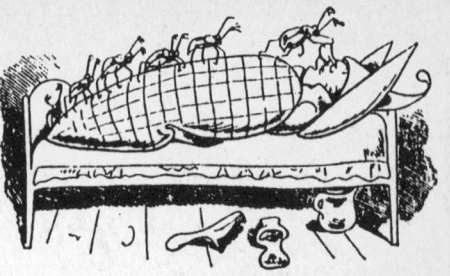

Schon faßt einer, der voran,
Onkel Fritzens Nase an.

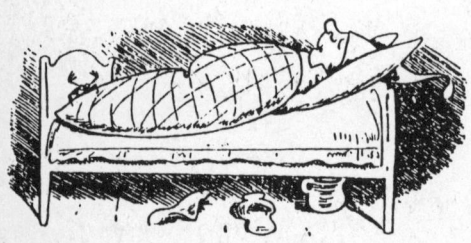

Seine Augen macht er zu,
Hüllt sich ein und schläft in Ruh.

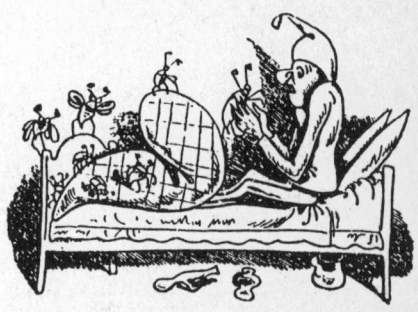

„Bau!" schreit er — „Was ist das hier?"
Und erfaßt das Ungetier.

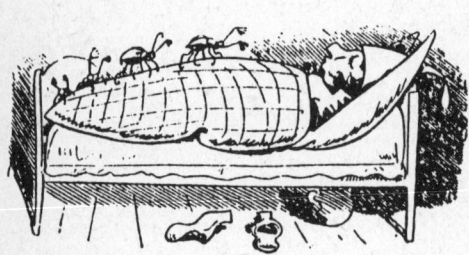

Doch die Käfer, kritze, kratze!
Kommen schnell aus der Matratze.

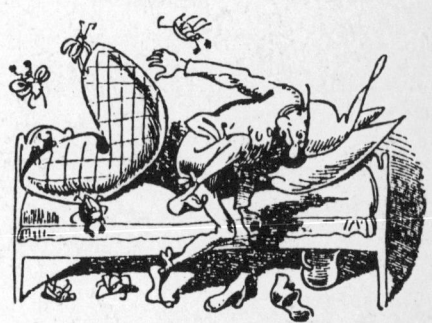

Und den Onkel voller Grausen
Sieht man aus dem Bette sausen.

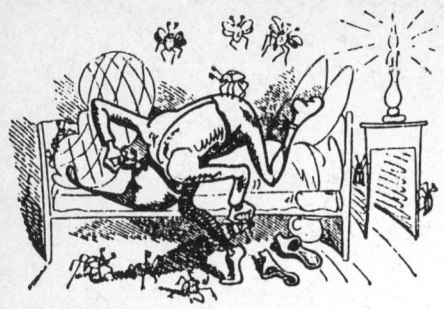

„Autsch!" — schon wieder hat er einen
Im Genicke, an den Beinen;

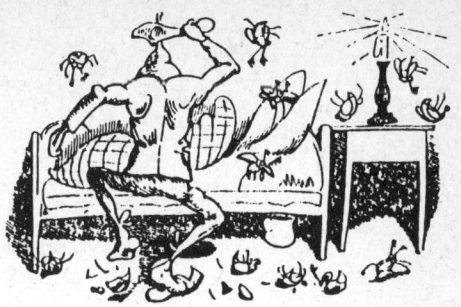

Onkel Fritz, in dieser Not,
Haut und trampelt alles tot.

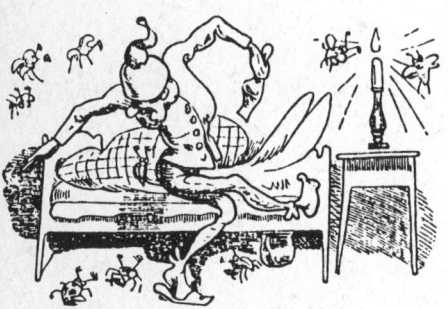

Hin und her und rund herum
Kriecht es, fliegt es mit Gebrumm.

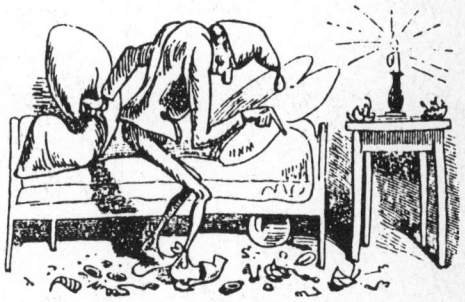

Guckste wohl! Jetzt ist's vorbei
Mit der Käferkrabbelei!

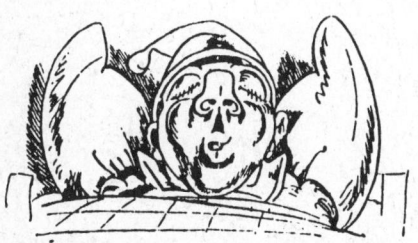

Onkel Fritz hat wieder Ruh'
Und macht seine Augen zu.

Dieses war der fünfte Streich,
Doch der sechste folgt sogleich.

5. Streich
Onkel Fritz:
Fast in den Wahn getrieben

Fritz Hansen, der im fünften Streich von Wilhelm Busch als Onkel Fritz bezeichnet wurde, war ein etwa 50 Jahre alter, ausgesprochen schlanker, ja man könnte fast sagen, kachektischer[36] Mann, der seit seiner Jugend an einer unbehandelten juvenilen Kyphose[37] litt. Darüber hinaus war seine Gesundheit durch eine Hausstaub- und Milben-Allergie deutlich beeinträchtigt. Am Rande sei erwähnt, daß bei ihm eine Prostatahypertrophie[38] bestand, so daß die Blasenentleerung portionsweise geschehen mußte und der von Wilhelm Busch unter dem Bett gezeichnete Nachttopf durchaus nicht nur der Phantasie des Autors entsprang.

Onkel Fritz war auch psychisch nur gering belastbar. Aus seiner Anamnese[39] sind zwei Erkrankungen hervorzuheben, die zwar als überwunden galten, aber im Unterbewußtsein deutliche Spuren hinterlassen hatten. In seiner Kindheit litt er an einer Insektenphobie[40], die sich erst in der Pubertät ohne Behandlung langsam zurückbildete. Schlimmer war eine Alkoholkrankheit, die ihn etwa fünf Jahre an der Ausübung einer regelmäßigen Tätigkeit hinderte. Er halluzinierte, hatte Angst vor Insekten, insbesondere vor Maikäfern und fantasierte fast jede Nacht. Der ganze Ort hatte ihn bereits aufgegeben und kaum noch Hoffnung auf Besserung. Der Physicus bescheinigte ihm einen hochgradigen intellektuellen Abbau mit wiederkeh-

---

36 Medizinischer Fachbegriff: Abgezehrt, abgemagert.
37 Medizinischer Fachbegriff: Anderer Ausdruck für Scheuermannsche Erkrankung, Aufbau- und Wachstumsstörung der jugendlichen Wirbelsäule, die zu einer Rundrückenbildung führt.
38 Medizinischer Fachbegriff: Männliches Leiden im Alter, Vergrößerung der Vorsteherdrüse, dadurch beeinträchtigte Harnentleerung.
39 Medizinischer Fachbegriff: Vorgeschichte eines Leidens.
40 Medizinischer Fachbegriff: Neurotische Angstreaktion, meist frühkindlich erworben.

renden Wahnvorstellungen (Korsakow-Syndrom). Aber Onkel Fritz schaffte es, sich vom Alkohol zu lösen. Obwohl er niemals an einer Therapie teilnahm und auch die Unterstützung einer Selbsthilfegruppe entbehren mußte, hörte er von einem auf den anderen Tag mit dem Trinken auf. Das Allgemeinbefinden besserte sich nach und nach, allein, die Angst vor Insekten blieb bestehen.

Die Krankengschichte von Fritz Hansen erklärt, daß der Streich von Max und Moritz zu gravierenden Folgen und einer panikartigen Reaktion des Onkels führte. Während unter normalen Umständen das Aussetzen von Maikäfern (Melolonthidae) nur zu einer kurzen Unterbrechung des Schlafes geführt hätte, wurde Onkel Fritz von den wiederkehrenden Bildern seiner bereits verblaßten Wahnvorstellung mit ganzer Macht gepackt. Seine Phobie trieb ihn in einen unkontrollierten Wut- und Zornausbruch, der nur langsam abklang. Wilhelm Busch schwächte die gesundheitlichen Folgen des Streiches ab. Im Gegensatz zur verkürzten Darstellung wurde Hansen noch für längere Zeit von den aktivierten Wahnvorstellungen geprägt. Schlaflosigkeit, Unruhezustände und der erneute Griff zur Flasche waren die Folgen eines Streiches, dem ansonsten keine Bedeutung beizumessen gewesen wäre. Erst viele Wochen später gelang es seinem praktischen Arzt, ihn nach mehreren Gesprächen und verschiedenen beruhigenden Baldrianzubereitungen wieder vom Alkohol zu entwöhnen. Inwieweit die latente Allergie von Fritz Hansen begünstigt wurde und ein danach auftretender grippaler Infekt auf die direkte Übertragung von Viren oder die bei der Tötung der Maikäfer entstehende Unterkühlung hervorgerufen wurde, kann aus den vorliegenden Unterlagen nicht mehr geklärt werden. Alles in allem erscheint die Darstellung bei Busch:

»Onkel Fritz hat wieder Ruhe, macht seine Augen zu«

über alle Maßen idealisiert. Nur glücklichen Zufällen war es zu verdanken, daß eine erneute dauerhafte Entgleisung in die Alkoholkrankheit oder eine länger anhaltende Aktivierung der Wahnvorstellungen verhindert wurde.

Sechster Streich.

In der schönen Osterzeit,
Wenn die frommen Bäckersleut'
Viele süße Zuckersachen
Backen und zurechte machen,
Wünschten Max und Moritz auch
Sich so etwas zum Gebrauch

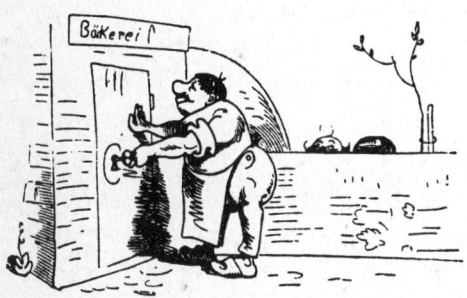

Doch der Bäcker, mit Bedacht.
Hat das Backhaus zugemacht,

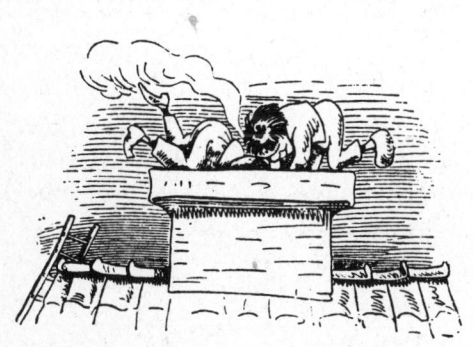

Also will hier einer stehlen,
Muß er durch den Schlot sich quälen.

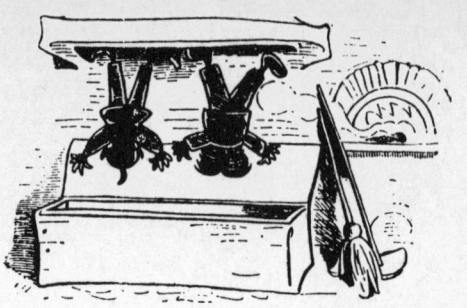

Ratsch! Da kommen die zwei Knaben
Durch den Schornstein, schwarz wie Raben.

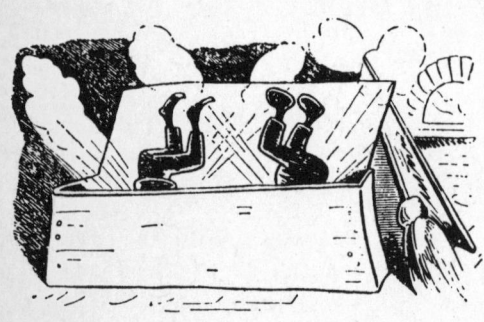

Puff! Sie fallen in die Kist',
Wo das Mehl darinnen ist.

Da! Nun sind sie alle beide
Rund herum so weiß wie Kreide.

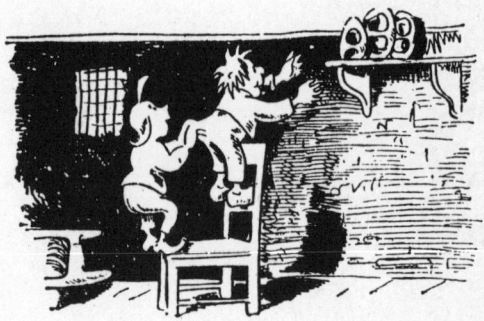

Aber schon mit viel Vergnügen
Sehen sie die Brezeln liegen.

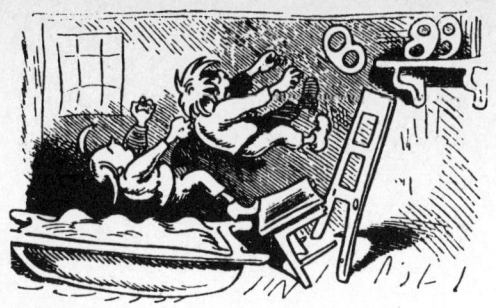

Knacks! — Da bricht der Stuhl entzwei;

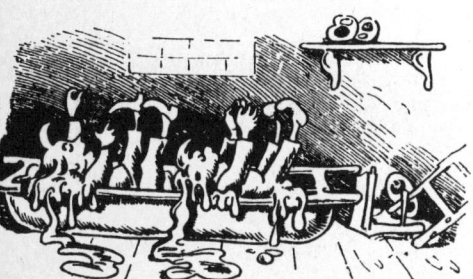

Schwapp! — Da liegen sie im Brei.

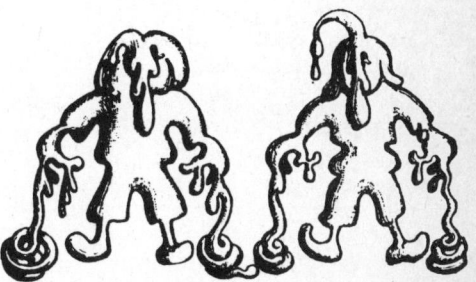

Ganz von Kuchenteig umhüllt
Steh'n sie da als Jammerbild. —

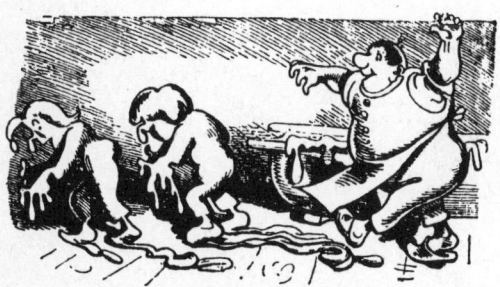

Gleich erscheint der Meister Bäcker
Und bemerkt die Zuckerlecker.

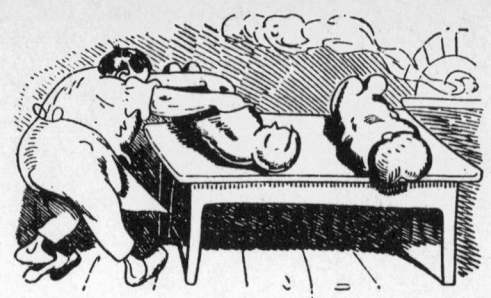

Eins, zwei, drei! — eh' man's gedacht,
Sind zwei Brote d'raus gemacht.

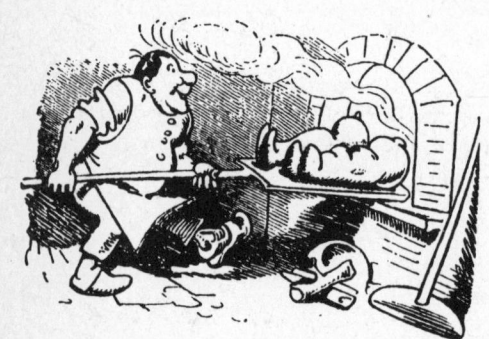

In dem Ofen glüht es noch —
Ruff! — damit ins Ofenloch!

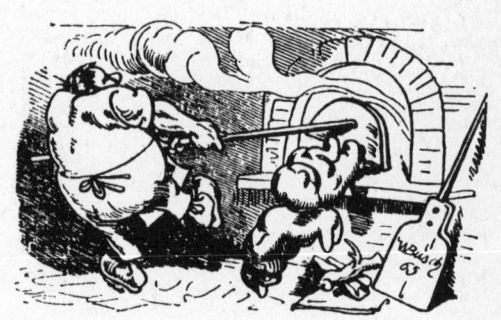

Ruff! man zieht sie aus der Glut;
Denn nun sind sie braun und gut. —

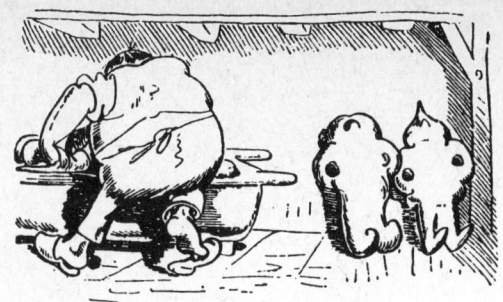

Jeder denkt, die sind perdü!
Aber nein — noch leben sie.

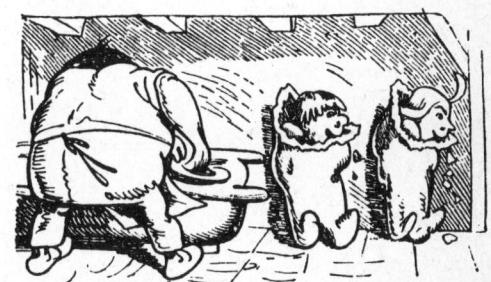

Knusper, Knasper! — wie zwei Mäuse
Fressen sie durch das Gehäuse;

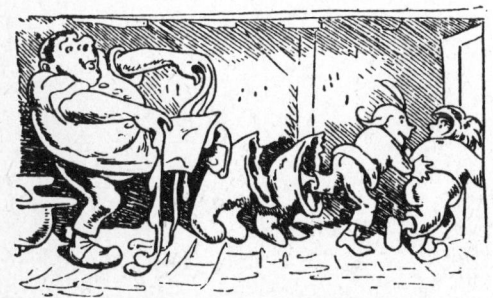

Und der Meister Bäcker schrie:
„Ach herrjeh! da laufen sie!"

Dieses war der sechste Streich,
Doch der letzte folgt sogleich.

6. Streich
Max und Moritz:
Die Folgen der Commotio Cerebri

Für Max und Moritz spiegelte sich in den Bäckereien der soziale Gegensatz schlechthin. Während sie mit leeren Mägen durch die Stadt streunten und in die Fenster der Bäckereien schauten, sahen sie in den Auslagen die »*vielen süßen Zuckersachen*«, die ihren Hunger ins Unermeßliche vergrößerten. Zwar war es schon wieder Osterzeit, aber die beiden Jungen hatten sich immer noch nicht von der kargen Ernährung des Winters erholt und schlichen wie die Schatten zweier ausgemergelter Gestalten immer wieder an den Bäckereien vorbei.

Für die besten Backwaren weit und breit war der Bäcker Emil Valentin bekannt, dessen Auslagen es den Jungen besonders angetan hatten. Durch das Fenster konnten Max und Moritz nicht in die Backstube gelangen; es war vergittert und eine Demontage im Laufe des Abends hätte zuviel Aufsehen erregt. So kamen sie auf den Gedanken, sich durch den Schornstein in die Backstube herabzulassen, um sich endlich einmal richtig sattessen zu können.

Der Abstieg durch den Kamin bekam ihnen nicht gut. Abgesehen von den vielen Rußpartikeln, die sich an Kleidung und Haut festsetzten, wurden sie von einem heftigen Hustenanfall geschüttelt. Sie verloren dabei kurzfristig die Besinnung und stürzten kopfüber in die Backstube. Dabei hatten sie noch Glück, denn in der Mehlkiste wurde ihr Sturz sanft abgebremst. Hätte das weiche Mehl den Aufprall nicht gemindert, so wären sie an allen vier Extremitäten gelähmt gewesen (Tetraplegie)[41]. So verlief der Sturz vorerst glimpflich. Allerdings hatte ihre Aufmerksamkeit gelitten, die Vigilanz[42]

---

41 Der Unfallmechanismus entspricht der bekannten Kopfsprungverletzung. Kommt der Springer in flachem Wasser mit dem Schädel auf, dann wird das Halsmark plötzlich verletzt. Die Folge ist eine Vier-Extremitäten-Lähmung.

42 Medizinischer Fachbegriff: Volle Aufmerksamkeit, geistige Regsamkeit.

war eingeschränkt und die Commotio cerebri[43] hatte ihren Gleichgewichtssinn gestört. Die Jungen müssen einige Zeit in der Mehlkiste gelegen haben, bevor sie das volle Bewußtsein wiederfanden und die ersten Schritte gehen konnten.

Nachdem sich ihre Augen an das dämmrige Licht gewöhnt hatten, sahen sie, daß drei große Brezeln auf einem Wandregal lagen. Ihr Lebensmut kehrte zurück, und sie wurden sich wieder ihres leeren Magens bewußt. Die Brezeln sollten ihren Hunger für das Erste stillen. Ohne Hilfsmittel konnten Sie das Backwerk nicht erreichen, sie holten sich einen Stuhl, benutzten ihn als Leiter und stiegen auf Lehne und Sitzfläche. Unter normalen Umständen wäre das für sie keine Schwierigkeit gewesen. Durch die Gehirnerschütterung beeinträchtigt, verloren sie das Gleichgewicht und stürzten, ohne sich eine Brezel greifen zu können. Der Stuhl brach entzwei und beide Jungen fielen rücklings in den, bereits für den nächsten Tag vorbereiteten Teig. Hier müssen sie einige Zeit noch benommener als vom ersten Sturz gelegen haben. Es fehlte ihnen die Kraft, sich in der Nacht aus dem Staube zu machen. Erst kurz bevor die Backstube wieder geöffnet wurde, erhoben sie sich. Der Teig klebte noch an ihrem ganzen Körper und nur mühsam konnten sie sich ihn von den Augen wischen.

Dann nahm das Ende von Max und Moritz seinen Anfang.

Der Bäcker kam in die Backstube, die Jungen sahen ihn nur verschwommen. Darüber hinaus waren sie durch das Gewicht des Teiges, der an ihren Füßen und am ganzen Körper klebte, so behindert, daß sie ihm nicht entwischen konnten.

Der Bäcker Emil Valentin war eine ausgesprochen autoritäre Persönlichkeit, bei dem sich der Wunsch nach Zucht und Ordnung mit einem deutlich ausgeprägten Sadismus paarte. Statt sie davonzujagen und die Strafe schon daran zu sehen, daß sie ihr Ziel nicht erreicht hatten und zum Gespött der Leute wurden, nahm er beide am Genick und rollte sie in den Teig ein. Es war das Glück von Max und Moritz, daß sie sich durch das Reiben des Gesichts auf den

---

43 Medizinischer Fachbegriff: Gehirnerschütterung.

Tisch die Nasenlöcher freihalten konnten. Scheinbar waren sie komplett in Teig eingewickelt, aber die offenen Nasenlöcher ließen sie weiterhin Luft bekommen. Immer noch von den Stürzen benommen, warteten sie auf ein Schicksal, das nach menschlichem Ermessen für sie den sicheren Tod bedeuten mußte. Der sadistische Bäcker schob sie ohne die geringste mitmenschliche Regung in den glühenden Ofen.

Wider Erwarten überstanden Max und Moritz diese Tortur. Der Ofen war nur mäßig gut vorgeheizt, so daß zwar die äußerste Schicht knusprig wurde, aber die Temperatur im inneren erträglich blieb. Zwar wurde ihnen mächtig heiß, auch zogen sie sich Verbrennungen I. Grades, an den Nasenlöchern sogar II. Grades zu, aber sie überlebten. Der Hitzeschock hatte eine günstige mentale Wirkung. Sie wachten aus ihrem tranceähnlichen Zustand auf und, obwohl Nase und Mund deutlich geschwollen waren, knabberten sie sich rasch durch den dünnen Teig. Busch beschrieb es sehr deutlich:

> »Knusper, knusper! – Wie zwei Mäuse fressen sie sich
> durchs Gehäuse . . . «

Der Bäcker hatte noch andere Dinge mit Max und Moritz vor und war sich sicher, daß sie die gebackene Kruste nicht verlassen konnten. Er knetete weiter und gerade in dem Moment, als er mit den Händen im Teig war, machten sich die beiden los und rannten so schnell sie konnten aus der Backstube.

Für Max und Moritz war die Geschichte noch einmal gut ausgegangen, allerdings hatten sie ihr Ziel, den Hunger zu stillen, nicht erreicht. Die verzehrte Brotkruste war für die zwei hungrigen Knaben viel zu wenig, sie war wie ein Tropfen auf dem heißen Stein. Hungrig bemühten sie sich, ihre Mägen rasch auf andere Weise zu füllen.

Letzter Streich.

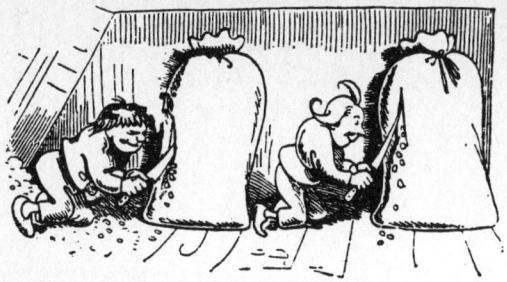

Max und Moritz, wehe euch!
Jetzt kommt euer letzter Streich!
Wozu müssen auch die beiden
Löcher in die Säcke schneiden?

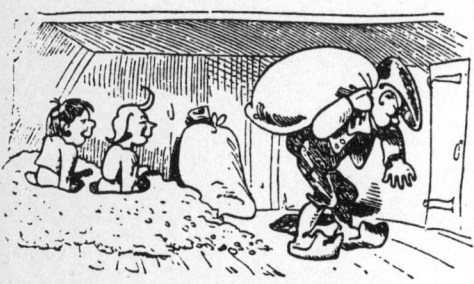

Seht, da trägt der Bauer Mecke
Einen seiner Maltersäcke.

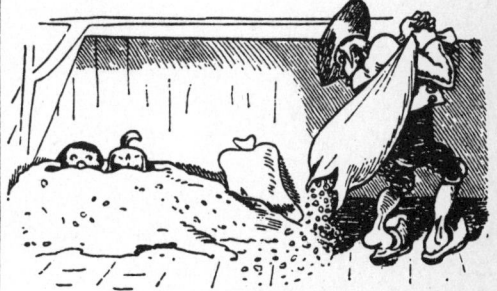

Und verwundert steht und spricht er:
„Zapperment! Dat Ding werd lichter!"

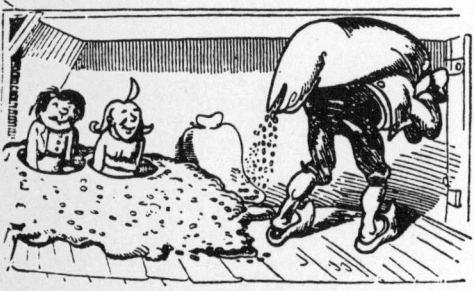

Aber kaum, daß er von hinnen,
Fängt das Korn schon an zu rinnen.

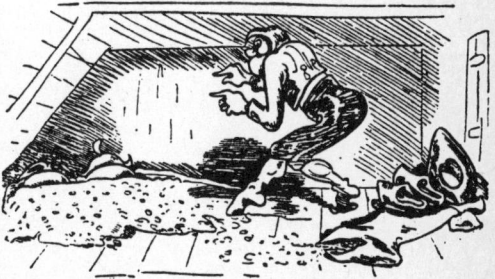

Hei! Da sieht er voller Freude
Max und Moritz im Getreide.

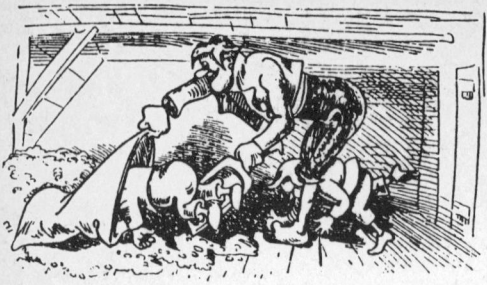

Rabs! — in seinen großen Sack
Schaufelt er das Lumpenpack.

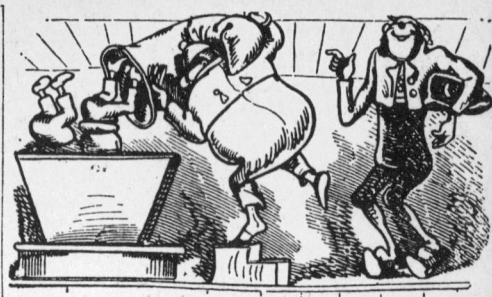

„Her damit!" Und in den Trichter
Schüttelt er die Bösewichter. —

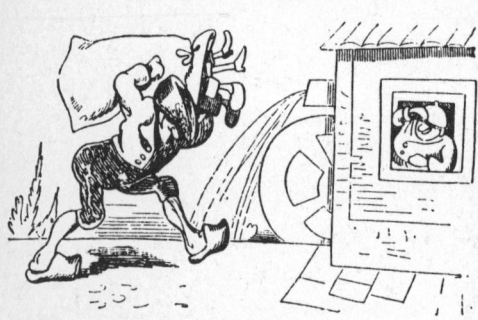

Max und Moritz wird es schwüle,
Denn nun geht es nach der Mühle. —

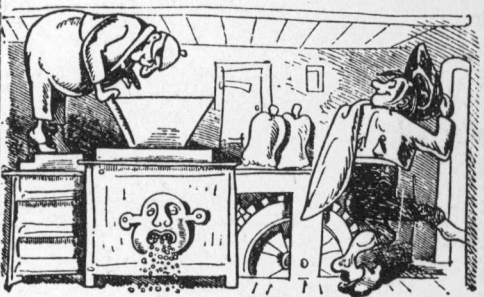

Rickeracke! Rickeracke!
Geht die Mühle mit Geknacke.

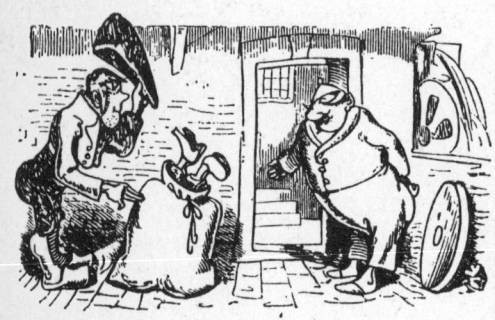

„Meister Müller, he, heran!
Mahl er das, so schnell er kann!"

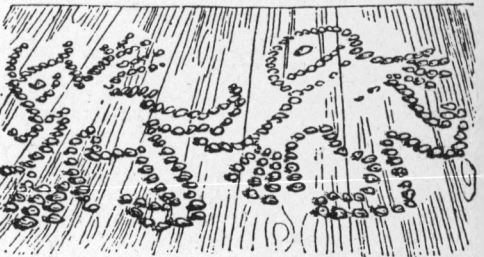

Hier kann man sie noch erblicken
Fein geschroten und in Stücken.

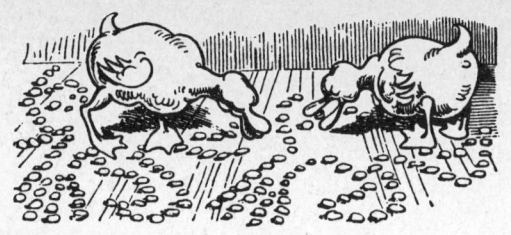

Doch sogleich verzehret sie

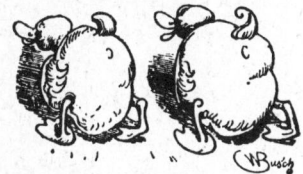

Meister Müllers Federvieh.

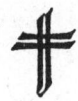

LETZTER STREICH
EIN TOD OHNE HENKERSMAHLZEIT
DAS PROTOKOLL DES PATHOLOGEN

War es relativ kompliziert in eine Bäckerei einzudringen, so hatten Max und Moritz keine Schwierigkeiten, in den Hof des Bauern Alfons Mecke zu gelangen. Hungrig wie selten zuvor, waren sie nicht mehr wählerisch und wollten sich einige Hände voll Körner holen und sie sofort verspeisen. Sie kletterten schnurstracks auf den Getreideboden, um endlich ihren Hunger zu stillen. Beide zeigten bereits die ersten Anzeichen einer entstehenden Hypoglykämie[44], sie waren tachykard und schwitzten, auch gedanklich waren sie nicht ganz auf der Höhe. Ihre Reaktionsfähigkeit, die sie bei der Flucht vor dem Bäcker zur Schau getragen hatten, ließ wieder deutlich nach. Endlich sahen sie die Säcke. Sie schnitten zwei große Löcher hinein und wollten sich eine ordentliche Portion herausnehmen, um sie in Ruhe verzehren zu können. Die ballastreiche Nahrung entsprach zwar nicht ihren Wunschvorstellungen, andererseits war es besser, sich mit Körnern über Wasser zu halten, als Hungers zu sterben. Aber sie hatten Pech. Alfons Mecke war gerade dabei, die aufgeschnittenen Säcke in die Mühle zu bringen. Ihm fiel auf, daß der Sack beim Tragen immer leichter wurde. Mecke war anfänglich erfreut über die Leichtigkeit, mit der er den Sack anheben konnte. Hatte er doch gerade zuvor an einem »Ischias« gelitten und schon

---

44 Medizinischer Fachbegriff: Herabsetzung des Blutzuckerspiegels. Diese kann z. B. durch einen Hungerzustand ausgelöst werden. Der Körper setzt eine Gegenregulation in Gang, die Betroffenen fangen an, unruhig zu werden und zu schwitzen. Bei stärkerer Unterzuckerung kann es auch zu einer Bewußtseinsstörung kommen.

befürchtet, daß sie ihm zu schwer würden.[45] Allerdings war die Mühelosigkeit mit der er den Sack auf die Schultern lud nicht der Besserung seines Krankheitsbildes, sondern dem herausrieselnden Getreide geschuldet.

Als Bauer Mecke bemerkte, daß der Sack immer leichter wurde, drehte er sich um und gewahrte die beiden Jungen, die bis zur Nase im Korn versteckt waren und hofften, daß er sie nicht entdecken würde. Aber Mecke erkannte Max und Moritz und hatte einen teuflischen Plan:

Die Stadt war schon seit längerer Zeit von den zwölf in ihren Grenzen lebenden Waisenkindern geärgert worden und Mecke wollte an Max und Moritz ein abschreckendes Exempel statuieren. Statt sie zu integrieren und sozial zu rehabilitieren, dachte Mecke nur an Rache. Er packte die beiden Jungen, steckte sie in einen Sack und trug sie – trotz des ihn heftig plagenden Ischias – in die Mühle. Die Jungen schrien, zappelten und tobten, aber er ließ nicht von seinem Vorhaben ab. Mecke präsentierte sie dem Meister Gustav Müller, einem ebenso skrupellosen wie gewalttätigen Mann. Der Vorschlag des Bauern, die Jungen in die Mühle zu werfen, setzten beide in die Tat um. Gemeinschaftlich öffneten Sie den Sack und schütteten den Inhalt in den Trichter.

Busch beschrieb das Ende der Kinder eher verharmlosend:

>>*Ricke, racke! Ricke, racke, geht die Mühle mit Geknacke.*<<

---

45 Die retrospektive Auswertung der Krankenunterlagen ergab einen wichtigen Beitrag zur historischen Pathologie. Zu Lebenszeiten von Alfons Mecke war die Ursache »des Ischias« nicht bekannt. Heute kann man aufgrund der minutiösen Beschreibung seines Hausarztes, des praktischen Arztes Hieronimus Bahlsen, mit hoher Wahrscheinlichkeit davon ausgehen, daß es sich um einen Bandscheibenvorfall L5/S1 handelte. Die anatomischen Ursachen der akuten Ischiasreizung wurden erst Mitte des 20. Jahrhunderts geklärt. Der Nachlaß von Bahlsen befindet sich in den Händen der Familie. Nebenbei sei bemerkt, daß sich Busch als ein guter Beobachter erwies. Seine Bilder zeigen eindeutig die schmerzhafte Fehlhaltung der Wirbelsäule mit der stark vermehrten Beckenkippung.

Die Wirklichkeit sah anders aus. Wir wissen nicht, was sich in diesen Minuten in der Mühle abspielte und haben nur ein indirektes Zeugnis, das Protokoll eines Pathologen, das folgenden Denkwürdigkeiten enthält:

> *»Untersucht wurden mehrere hirse- bis wallnußgrosse Gewebestücke unklarer Herkunft. Es handelt sich um Theile der Muskulatur mit sehnigen Antheilen und vereinzelten Hautfetzen. Unterhautfettgewebe läßt sich kaum erkennen. Andere kleine Knochen- und Knorpelfragmente lassen sich nachweisen. Die mikroskopische Untersuchung zeigt, daß Zellunregelmäßigkeiten fehlen. Das Gewebe dürfte somit zu einem unterernährten, jedoch nicht kranken Individuum gehört haben. Hinweise auf die Identität konnten durch die Untersuchung nicht gefunden werden.«*[46]

Wilhelm Busch hat für den Schluß der Geschichte eine kindgerechte Fassung gewählt. Die sterblichen Überreste der beiden Jungen wurden von Meister Müllers Federvieh verzehrt.

---

46 Pathologisches Protokoll Nr 17.000.6, ohne Namensangabe. Protokollbuch der Städtischen Kliniken Hannover, Archiv des Krankenhauses.

Schluß.

Als man dies im Dorf erfuhr,
War von Trauer keine Spur.
Witwe Bolte, mild und weich,
Sprach: „Sieh da, ich dacht es gleich!"
„Ja, ja, ja!" rief Meister Böck,
„Bosheit ist kein Lebenszweck!"

Drauf, so sprach Herr Lehrer Lämpel:
„Dies ist wieder ein Exempel!"
„Freilich!" meint der Zuckerbäcker,
„Warum ist der Mensch so lecker!"
Selbst der gute Onkel Fritze
Sprach: „Das kommt von dumme Witze!"

Doch der brave Bauersmann
Dachte: „Wat geiht meck dat an?!"
Kurz, im ganzen Ort herum
Ging ein freudiges Gebrumm:
„Gott sei Dank! Nun ist's vorbei
Mit der Übeltäterei!!"

DER SCHLUSS
DIE HEILE WELT DER GESUNDEN

Während heute an allen Orten die Integration von körperlich, geistig und seelisch Behinderten im Zentrum der medizinischen und sozialen Bemühungen stehen, kamen Max und Moritz noch nicht in den Genuß dieser humanitären Fürsorge. Ganz im Gegenteil. In den Dörfern und Städten wurden Menschen mit körperlichen Erkrankungen ebenso an den Rand gedrängt, wie seelisch Behinderte und sozial Unangepaßte. Das Beispiel von Max und Moritz sollte Mitglieder anderer Randgruppen abschrecken. Es sollte ihnen zeigen, daß sie nicht dazugehörten und die städtische Gemeinschaft keinen Platz für sie bot. Nur allzu typisch waren die Äußerungen der Dorfbewohner. Voll von Vorurteilen waren sie ein Beweis ihrer Borniertheit und der mangelnden Bereitschaft zur Integration. Es lohnt sich, die Beispiele wegen der deutlichen Sprache noch einmal zu zitieren. Die Beurteilung darüber, ob sich in Einzelfällen hinter den Äußerungen der Bürger auch Zeichen seniler Demenz[47] oder einer Alsheimerschen Erkrankung[48] verbargen, sei abschließend dem Leser überlassen. Ganz von der Hand zu weisen ist eine solche Vermutung nicht: Witwe Bolte kannte nichts anderes als die Schuldzuweisung:

»Sieh da, ich dacht' es gleich«.

Meister Böck, der für sein Unglück letzlich selbst verantwortlich war, rief aus:

»Bosheit ist kein Lebenszweck.«

---

47 Medizinischer Fachbegriff: Im Alter stattfindender geistiger Abbau.
48 Medizinischer Fachbegriff: Die Bezeichnung charakterisiert eine Erkrankung, die durch einen schweren Persönlichkeits- und Intelligenzabbau gekennzeichnet ist und vermehrt ab dem 50. Lebensjahr auftritt.

Der Lehrer Lämpel erfaßte die gesamte Situation nicht. Er konnte nicht verstehen, daß die hungrigen Jungen kein Interesse an seinem Unterricht hatten, sondern eher darauf aus waren, ihren Magen zu füllen. Für ihn war:

»*Dies wieder ein Exempel*«.

Der Zuckerbäcker, der davon lebte, daß die Menschen seine Süßigkeiten kauften, machte sich noch einen Spaß daraus und fragte:

»*Warum ist der Mensch so lecker?*«

Und der ehemalig alkoholkranke Onkel Fritz, der genug Scherze mit anderen gemacht hatte, sagte nur:

»*Das kommt von dumme Witze.*«

An Ignoranz kaum zu übertreffen war der einfache Bürger, der »*brave Bauersmann*«, der das Verschwinden der beiden Jungen mit folgenden Worten kommentierte:

»*Wat geiht meck dat an?!*«

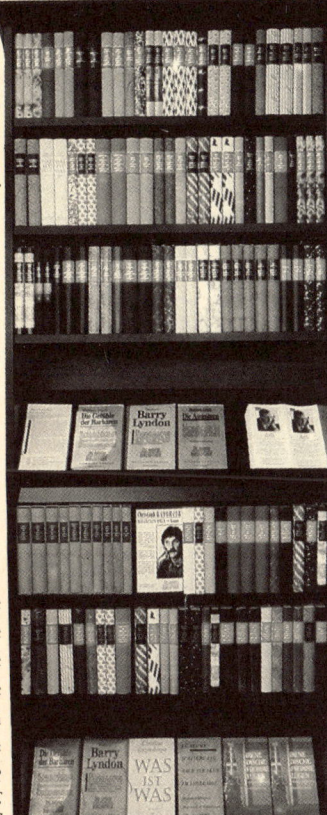

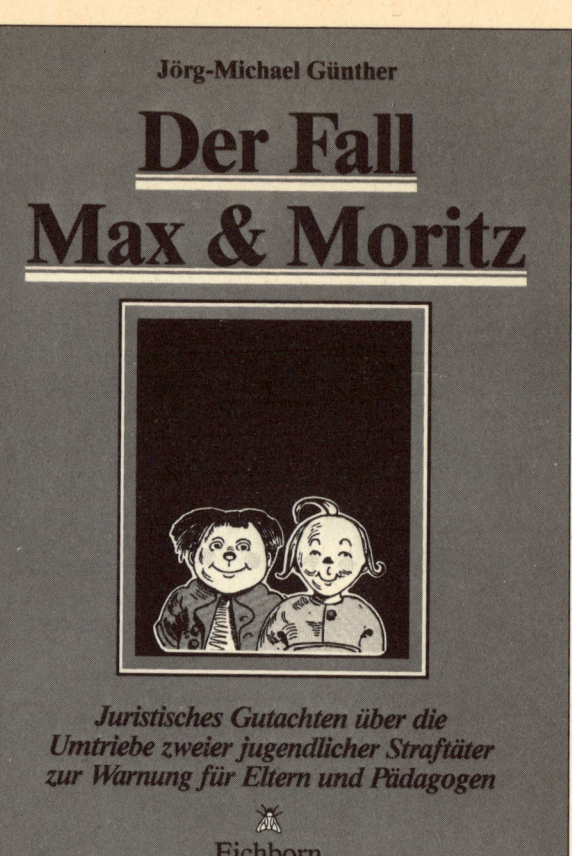

Jörg-Michael Günther

Der Fall Max & Moritz

*Juristisches Gutachten über die
Umtriebe zweier jugendlicher Straftäter
zur Warnung für Eltern und Pädagogen*

Eichborn

Der Fall Max und Moritz

Juristisches Gutachten über die Umtriebe zweier
jugendlicher Straftäter zur Warnung für Eltern und
Pädagogen und zur speziellen Erheiterung des Juristen-
standes. »Ein toller Wurf!« *DIE ZEIT*
124 Seiten, **16,80** DM (01858)

EICHBORN
DER VERLAG MIT DER FLIEGE

Jörg-Michael Günther

Der Fall
Struwwelpeter

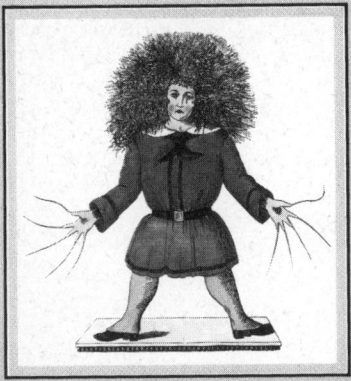

*Juristisches Gutachten über Umtriebe
von Kindern zur Warnung für
aufsichtspflichtige Eltern und Pädagogen*

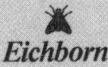

Eichborn

Kriminelle Kinder

Das hätte sich Struwwelpeter-Autor *Hoffmann,* Nervenarzt seines Zeichens, nicht träumen lassen: Er verherr-
licht Kriminalität und Gewalt. Unser neues juristisches
Gutachten bringt es an den Tag.
144 Seiten, **16,80** DM (02185)

EICHBORN
DER VERLAG MIT DER FLIEGE